Heilung ist ganz natürlich!

Lass die Heilung geschehen!

Jochen Niemuth

Edition Manik

Inhalt

Dieses Buch ist nicht dazu gedacht, den Weg zum Arzt zu ersetzen. Wenn ernsthafte Schwierigkeiten oder Krankheiten auftauchen, sollte unbedingt der Rat von Experten eingeholt werden. Die Heilweisen, die in diesem Buch vorgestellt werden, können jedoch ohne weiteres zusätzlich praktiziert werden. Sie können helfen, den Heilungsprozess zu beschleunigen und zu vertiefen. Sie werden vieles einfacher machen.

Vorwort

Jede Heilung ist ein vollkommen natürlicher Prozess. Im Grunde müssen wir uns nur in den natürlichen Fluss unseres Lebens einstimmen, und alles andere geschieht dann von selbst. Unser ‚Leben' – oder unsere ‚innere Natur' – ist die Quelle und der Impulsgeber für jede Heilung. Wir sind es selbst. In diesem Buch sind einige Inspirationen, Anregungen und Ideen gesammelt, die uns helfen sollen, unserem inneren Wesen tiefer zu vertrauen und uns in unsere innere Natur besser einzustimmen. Das lebendige Bewusstsein, das wir sind, ist immer dabei, sich auszugleichen und einen Weg der Entfaltung und der Erfüllung zu gehen. Wir schreiten voran. Wir fließen und bewegen uns nach vorn. Unser ganzes Dasein ist ein lebendiger, magischer Strom des Werdens, der Heilung und der Erfüllung.

Mögest du dich gut fühlen!

Mögest du sicher und geborgen sein!

Mögest du Frieden und Liebe in dir spüren!

Mögest du voller Glück und Freude sein!

Mögest du gesund sein!

Mögest du leuchten wie ein Stern!

Mögest du strahlen wie eine Sonne!

Mögen alle deine Herzenswünsche sich erfüllen!

Wege der Heilung – Wege der Erfüllung

Dein Schicksal ist keineswegs genau vorherbestimmt. Als Individuum, das du ja bist, sind gewisse Grunderfahrungen und Ereignisse für dich zwar wahrscheinlicher als andere, doch in erster Linie bis du ein freies Wesen, das in jedem Augenblick neu entscheidet, wohin es seinen Fuß setzen will und welche Richtung es einschlagen will. Du musst dich also entscheiden – bewusst oder unbewusst, ob du willst oder nicht. Entscheide dich also bewusst – und entscheide dich zu deinem Glück und deinem Heil! Spüre nach und achte gut darauf, ob sich die Richtung, in die du deine Schritte setzt, gut und stimmig anfühlt. Finde den Weg, der zu dir passt und dir Erfüllung schenkt – Freude, Begeisterung und Glück.

Schließe für einen Moment deine Augen, lass etwas Ruhe einkehren und spüre den Raum um dich herum. Stelle dir vor, du könntest von deiner Warte aus den ganzen Kosmos spüren. Dies kannst du leicht und ohne Mühe tun. Es ist ein Kosmos möglicher Wege – Wege, die du alle beschreiten könntest von dort aus, wo du jetzt bist. Nun wünsche dir, dass die Wege, die für dich heilsam sind, zu leuchten beginnen. Manche strahlen hell auf und manche schimmern vielleicht nur. Die "Unglückswege" bleiben dunkel und unsichtbar. Du musst sie nicht weiter beachten. Doch deine möglichen "Heilswege" leuchten nun hell und strahlend auf. Sie breiten ein warmes, herrliches Geflecht von leuchtenden Strängen vor dir aus. Es ist wunderbar und unglaublich schön anzuschauen. Genieße staunend

diese Pracht! So viel Gutes ist für dich möglich. Deine
Zukunft strahlt.

Nun wünsche dir, dass du in Klarheit und deiner inneren
Weisheit folgend einen guten und vortrefflichen Weg für
dich erkennst und setze deinen Fuß darauf. Mach einen
Schritt! Zu diesem Weg hast du dich jetzt entschlossen.
Erkenne nun, dass es noch heller wird, noch freudiger und
schöner, denn du spürst, dass es eine wahrhaft gute
Entscheidung war, diesen Schritt zu tun. Freue dich also
und geh weiter. Ein Hochgefühl von Stimmigkeit und
Kraft stellt sich bei dir ein und du erkennst, dass du wie
ein Magnet immer mehr Licht zu dir ziehst. Das Lichtfeld
des Kosmos richtet sich nach deinen klaren
Entscheidungen. Je sicherer du wirst, umso heller und
klarer wird sich der Weg deiner Heilung und Erfüllung
zeigen. Es macht Spaß, auf ihm zu gehen. Du tanzt
förmlich. Eine große Dankbarkeit strahlt in dir auf.

*Heilung ist ganz natürlich! – Gehe leichtfüßig und voller
Zuversicht und Freude Schritt für Schritt!*

Sonne und Mond

Betrachte einmal die Sonne, wie sie am Abend im Meer versinkt. Stelle dich an den Strand und betrachte dieses unendlich schöne Schauspiel. Weißt du: genau so ist der Tod. Genau so ist das Sterben. Du weißt doch, dass die Sonne niemals wirklich stirbt. Sie wird gewiss wieder aufgehen und am nächsten Morgen wieder strahlen. Und auch in der Zwischenzeit, dann, wenn du sie überhaupt nicht sehen kannst und es wirklich dunkel geworden ist, verlässt sie doch nie das Universum. Du siehst sie nur nicht. Doch sie ist da. Sie ist immer irgendwo und irgendwie präsent. Mach dir dies vollkommen klar! Und selbst in der Nacht schenkt die Sonne dir Licht über den Spiegel des Mondes. Ist das nicht ein Fest? Ist das nicht ein herrliches Geheimnis?! – Auch du bist eine Sonne. Du wirst untergehen, andere Gegenden besuchen und dann, am nächsten Morgen, mit neuer Unschuld und Frische wieder erstehen. Meditiere einmal darüber!

Setze dich hin und versinke im Ozean des göttlichen Geistes. Lass einfach los und tauche hinein ins Unbekannte der Nacht. Ruhe dich innerlich aus und lass ein paar Traumländer an dir vorüberziehen! Erneuere dich auf deiner Reise und empfange die herrlichsten Inspirationen! Hier kannst du wunderbare Erfahrungen machen und wertvolle Botschaften empfangen. Sammle sie ein und bewahre sie in deinem Herzen! Die Sorgen von Gestern hast du längst hinter dir gelassen, ebenso wie all deine Gebrechen und Leiden. Vergiss sie einfach! Wenn du dich dann bereit fühlst, tauche erfrischt wieder auf und beginne ein neues Leben – gesund, heiter, strahlend und

voller Zuversicht! Freue dich über diese wunderbare
Gelegenheit, die du nun erhalten hast! Du fühlst dich vital
und vollkommen gesund.

*Heilung ist ganz natürlich! – Erhebe dich lachend und
strahlend wie die Sonne am Morgen! Spüre deine Kraft
und genieße dich so, wie du bist!*

Gedanken, Fantasien und Träume

Jeder Gedanke – ja, jedes Wort – ist Träger einer
bestimmten Schwingung. Wenn du an etwas Bestimmtes
denkst, wird auch eine bestimmte Art von Energie in dir
ausgebreitet, und dein Geist beginnt nun eine innere
Atmosphäre aufzubauen, die energetisch zu dem passt,
was du denkst oder dir vorstellst. Die göttliche Urkraft,
aus der heraus alle Lebewesen leben, wird so in eine
bestimmte Frequenz versetzt, die dann auch ausstrahlt und
sich mit resonanten Frequenzen verbindet und verstärkt.

"Gleiches zieht Gleiches an". Das ist das ur-ur-alte
kosmische Gesetz. Denkst du unheilvolle Gedanken oder
stellst du dir Katastrophen, Versagen oder Krankheiten
vor, dann wirst du dieses oder Ähnliches ein wenig näher
zu dir ziehen. Vielleicht wirst du sogar krank. Tu dies also
nicht! Denkst du hingegen heilsame, angenehme und
freudige Gedanken, und stellst du dir Dinge vor, die sich
einfach "gut" anfühlen, werden Ereignisse für dich wahr,
die dich kräftigen und glücklich machen. Du ziehst nun
das zu dir heran, was du wirklich willst. Tu dies also!
Denke etwas Wunderbares und Schönes! Stell dir Erfolge
und Erfüllung vor!

Dies ist eine vortreffliche Übung. Probiere es aus!
Beobachte und erforsche dies! Du wirst feststellen, dass
sich Freude und Gesundheit so viel leichter bei dir
einstellen. Du förderst, stärkst und ermöglichst auf diese
Weise die Heilung. Das wird eine herrliche Erfahrung für
dich sein.

Versuche also einmal einen ganzen Tag lang – oder, wenn
du kannst, sogar noch länger – nur angenehme, positive,
glückliche Gedanken bei dir zuzulassen. Denke an Dinge,
bei denen du dich wohl fühlst, die dich freudig stimmen,
die Sinn für dich machen. Das dürfen ruhig Fantasien und
Träume sein. Erfülle dir in deiner Fantasie all das, was du
dir immer schon gewünscht hast! Erlaube es dir doch! Es
muss sich nur gut anfühlen. Diese Bilder und Gedanken
werden in dir eine "Wohlfühlatmosphäre" erzeugen, in der
Heilung spielend geschehen kann und wird.

Heilung ist ganz natürlich! – Denke an etwas
Wohltuendes, an etwas Schönes, Angenehmes und
Glückliches!

Der „Garten der Heilung"

Komm herein in den Garten der Heilung! Es ist ein besonderer Ort – ein Ort des Wohlbefindens und der Freude. In diesem Garten wirst du Erquickung und Genesung finden. Aus sprudelnden, klaren Quellen fließen dir neue Kräfte zu. Der Wind ist voller Energie und das Licht, das hier scheint, durchdringt deinen Leib und erfüllt jede deiner Zellen mit Heiterkeit und Frohsinn.

Dieser „Garten der Heilung" ist kein geografischer Ort. Er befindet sich mitten in dir – im Grund deiner Seele. Lass dich also ein und genieße die köstliche Atmosphäre, die hier herrscht! Alles ist voller Frieden. Wunderbare Blumen und Bäume blühen hier. Sie ermutigen dich und schenken dir Kraft. Sieh diese herrlichen Rosen! Geh hin zu ihnen und betrachte ihre vollkommenen Blüten! Silberne Tautropfen benetzen die purpurroten, samtenen Blütenblätter, die sich sanft und vollkommen umfassen. Verweile für einen Augenblick in der Betrachtung dieser wunderschönen Rosen. Da ist kein Wort, kein Kommentar in deinem Geist – nur Staunen und Dankbarkeit. Staune also und nimm die Schönheit dieser Welt der Blumen still in dich auf! Kannst du ihren herrlichen Duft riechen? Es ist wahrhaft ein himmlischer Duft – süß und leicht zugleich. Es ist genau die Essenz, die du zu deiner Heilung brauchst. Neige dich also den Rosen, den Lilien und all den anderen Blumen zu und atme ruhig und tief ihr Aroma ein. Die Heilkraft, die du hier findest, regeneriert und erneuert dich. Spüre nun, wie dein ganzes Wesen sich erfrischt und verjüngt! Wie wunderbar das ist! Wie herrlich und gut! Der „Garten der Heilung" hat dich

empfangen und beschenkt. Welch ein Segen das ist!
Welch ein Wunder und welch eine köstliche Gnade!

*Heilung ist ganz natürlich! – Geh in den Garten! Der
Friede und die Schönheit der Blumen berühren dein Herz
und regenerieren deinen Leib und deinen Geist!*

Die Sonne geht auf

Stimme dich jeden Morgen auf die Heilung ein! Verbinde dich mit dem Licht der Heilung und entspanne! Lass es ruhig eine Weile in dir wirken. – Wenn du aufwachst, dann bleibe noch ein paar Minuten im Bett liegen. Lege dich auf den Rücken und spüre sehr liebevoll in dich hinein. Die Nacht hat deinen Geist geklärt, und dein Leib konnte sich wunderbar regenerieren. Neue Kräfte sind dir zugewachsen aus geheimnisvollen Quellen. Manchmal drängen sich beim Aufwachen noch schnell ein paar ungute Gedanken und Gefühle in deinen Geist. Ärgere dich nicht darüber und reagiere nicht auf sie. Verbinde dich stattdessen ganz bewusst mit der göttlichen Quelle der Heilung, die dir immer zur Verfügung steht. Die Heilkraft ist zwar ganz natürlich, doch sie drängt sich dir nicht auf. Lade sie also ein und freue dich, wenn du sie spürst. Die heilende Energie liebt es, durch dich zu strömen und dich zu regenerieren. Lass es also zu!

Lass folgendes Bild in deinem Geist erwachen: So wie an jedem Morgen die Sonne wieder aufsteigt, taucht auch eine geistige Sonne der Heilkraft in dir und über dir auf und versorgt dich den ganzen Tag über mit köstlichem Licht und herrlicher Energie. Stelle dir, während du noch im Bett liegst, vor, dass diese Sonne mit ihrer goldenen Kraft hinter deinem Kopfende langsam aufsteigt und ihr Licht freundlich, warm und gut in dich einströmen lässt. Lass dich ganz davon durchfluten. Es dringt zuerst in deinen Hinterkopf ein und fließt dann mit Hilfe deines Atems und deines Herzschlags durch den ganzen Leib. Du wirst nun von Kopf bis Fuß mit einer wunderbaren

Heilkraft erfüllt und deine Zellen tanzen vor Freude. Doch auch dein Geist jubiliert, denn dieses Sonnenlicht birgt eine solche Heiterkeit und Freude in sich, dass du augenblicklich eine herrliche Zuversicht und guten Mut für den neuen Tag in dir verspürst.

Du genießt das vollkommen, während die Sonne nun ganz über dir aufgegangen ist und dich mit ihrem Licht versorgt. Dein Leib und dein Geist trinken die göttliche Kraft, und du spürst, wie du richtige Lust auf den Tag bekommst. Gestärkt und erneuert, wie du nun bist, weißt du, dass du alle Angelegenheiten, die heute anliegen und auf dich zukommen werden, mühelos und souverän bewältigen wirst. Es ist ganz leicht, denn die Sonne verlässt dich nicht. Es ist die innere Sonne der Zuversicht und der Heilung, und sie liebt es, für dich zu strahlen und dir ihr Licht zu schenken. Jetzt strecke dich ein wenig, gähne vielleicht einmal und beginne mit Freude den Tag! Übe dies jeden Morgen, wenn du kannst. Mach es dir zur Gewohnheit, mit der göttlichen Heilkraft Kontakt aufzunehmen und sie wirken zu lassen. Es ist köstlich, geheimnisvoll und sehr gesund.

Heilung ist ganz natürlich! – Lass die Sonne stets in dir scheinen! Genieße die goldene Heilkraft, die dir zur Verfügung steht!

Heilkraft regnet auf dich herab

Entspanne und spüre die wunderbare Heilkraft, die gerade jetzt in dir wirkt! Jedes Organ und jede Zelle wird durchflutet von einer köstlichen, lichtvollen Energie. Alles erfrischt sich und ist sichtlich dankbar für diesen Augenblick. Wie eine durstige Pflanze nach langen Tagen der Hitze und Trockenheit voller Dankbarkeit den sanften Sommerregen trinkt und in sich aufnimmt, erholst und erquickst auch du dich auf wunderbare Weise. Du genießt diese herrliche Erfrischung und spürst die Wohltaten der kosmischen Heilkraft, die jetzt durch deine Glieder strömen. Trinke dieses köstliche Elixier und nimm es in dich auf!

Ja! Trinke ruhig! Trinke, soviel du willst! Es ist mehr als genug von allem da. Sauge dich voll mit dieser herrlichen Energie und stärke dich! Es ist alles für dich. Und fühle nun, wie sich dein ganzer Organismus regeneriert und verjüngt! Ein neuer Lebensmut und auch eine neue Lust kehren bei dir ein. Nun bist du bereit, all deine Vorhaben und Projekte, die du voranbringen willst, anzugehen. Ein Gefühl von Gesundheit hat sich eingestellt und eine große, strahlende Freude. Deine alte Zuversicht – so wie du sie als Kind kanntest – ist wieder aufgetaucht. Das ist einfach herrlich! Du bist wirklich dankbar und sprichst zu deinem Leben ein klares, freudiges „Ja!“.

Heilung ist ganz natürlich! – Eine köstliche, erfrischende Energie regnet auf dich herab. Lass dich von der Heilkraft regenerieren!

Die Heilkräfte der Natur

Hast du schon jemals bewusst die großen Heilkräfte der
Natur gespürt? Versuche es einmal! Geh hinaus unter den
freien Himmel. Mach einen Spaziergang im Wald oder
wandere am Meeresstrand oder an einem Flussufer
entlang. Nimm Kontakt mit der Natur auf und bitte sie,
dich zu unterstützen und zu heilen. Versuche, ganz offen
und bereit zu sein – und nun lass einfach geschehen, was
geschehen will!

Die Natur mag dich – ja, sie liebt dich sogar. Du bist ihr
geliebtes Kind – ihr Geschöpf. Gerne wird sie dir ihre
Kraft und Liebe zuströmen lassen und deinen Geist und
deinen ganzen Organismus erfrischen und inspirieren.
Vertraue einfach und öffne dich der Heilkraft der Natur!

Am Anfang magst du vielleicht gar nicht viel spüren, doch
wenn du es aufrichtig und geduldig versuchst, wirst du die
köstliche Zuwendung wahrnehmen und erfahren können,
die dir die Natur schenkt. Lass es nur zu! Gib dich ihr ihn!
Spüre die magische Schönheit und den tiefen Frieden, mit
dem dich die Natur berührt! Alle Geschöpfe der Natur
haben heilende Kräfte – auch du natürlich. Die Natur heilt
sich durch sich selbst.

Heilung ist ganz natürlich! – Spüre deine innere Natur!
Die Natur heilt sich durch sich selbst!

Das Wunder der Heilung - Inspirationen für den Weg 1

Heilung findet auf vielen Ebenen statt: Heilung der Umwelt, Heilung der Familie, Heilung des Körpers, Heilung des Geistes und Heilung der Gefühle. Stimme dich auf dein innerstes Wesen ein und lass die Heilkraft Gottes wirken! *Dein Herz – deine Seele – ist immer gesund.* Hier bist du unversehrt und findest Trost, Kraft und guten Mut, wenn du ihn brauchst. *Auf deine Seele ist Verlass.*

Am Grunde deiner Seele findest du ein Reich der Vollkommenheit und Fülle. Es ist wie ein Ozean, der ganz aus Frieden und Glückseligkeit besteht – aus Liebe, Freiheit und Kraft. *Bade in diesem Ozean! Tauche ganz ein und trinke, so viel du willst!* Hier herrscht kein Mangel, und alles, was du findest, ist von höchster Qualität.

Wenn du innerlich loslässt und in die Stille eintauchst, wirst du eine erstaunliche Erfahrung machen: *In diesem leeren Raum der Stille liegen die kostbarsten Schätze für dich bereit.* Hier warten Schönheit, Heiterkeit und Erfüllung auf dich. *Hier bist du frei, und dein Herz kann sich öffnen und lieben.* Hier findest du Heilung und Trost. Du bist endlich zu Hause.

Angst, Hass und Groll können nicht mit Liebe Hand in Hand gehen. *Berühre deine Angst mit Liebe, und die Angst wird sich verwandeln und auflösen. Berühre deinen Hass und deinen Groll und verzeihe! Verzeihe dir und anderen!*

Spring über deinen eigenen Schatten und überwinde deinen Unmut! Du kannst das, und es wird dir sehr wohl tun.

Gib deinen Ärger und deine schlechte Laune getrost in die Hand Gottes und werde wieder leicht. Erkenne die Fülle und Schönheit deines Lebens und genieße deine Freiheit! Es sind deine Zweifel, dein Missmut und deine Angst, die es dir oft so schwer machen, das Leben zu genießen. Lass all dies los und schüttle es ab, denn *die Welt liebt dich und will dich froh sehen!* Feiere dein Leben und achte dich selbst!

Vertraue ganz ruhig darauf, dass sich alles zum Guten entwickeln wird, denn so wird es gewiss geschehen! Vertraue darauf, dass Schönheit und Lebensfreude nur darauf warten, um in dein Leben zu fließen und sich in dir zum Ausdruck zu bringen! Sie werden ihre Chancen ergreifen. Vertraue darauf, dass dein Leben absolut und vollkommen in den Händen Gottes geborgen ist! In Gott bist du immer heil und gesund.

Wenn du dir deiner Einheit mit dir selbst und deiner wahren Identität bewusst wirst, kommt ein göttlicher Segen und ein wunderbarer Frieden über dich. Alles ist plötzlich heilig und gut – selbst die Dinge, die du zuvor noch abgelehnt und zurückgewiesen hast. Du erkennst, dass alles einfach so ist, wie es ist. In dieser Entspannung kann sich dein Leben nun ganz natürlich ordnen.

Jedes Lebewesen ist mit dem All-Ganzen verbunden. Es ist ein Teilaspekt davon und trägt das Ganze mit, so wie es selbst vom All-Ganzen getragen wird. Durch diese

Verbindung mit dem All ist jedes Lebewesen mit jedem anderen Lebewesen verbunden. Das ist ein natürliches, gutes Gefühl – eine Erfahrung der Liebe, der Heilung und der Inspiration.

Du bist gesegnet und wirst geliebt. Das ist die Wahrheit. Versuche es doch einmal zu fühlen! Öffne dich für die Zuwendung, die du von so vielen Seiten erfährst! Öffne dich für die Gnade, die immer – auch in diesem Augenblick – auf dich herabregnet und in dir wirkt! Öffne dein Herz und spüre die Liebe, die dir so reichlich und bedingungslos zuströmt. *Öffne dich und empfange!*

Heilung ist nichts anderes als göttliche Gnade. Erkenne, dass du wirklich begnadet bist – in jedem Augenblick, an jedem Ort! Du kannst aus dieser Gnade gar nicht herausfallen, selbst wenn du dies wolltest. Du magst die Gnade zwar leugnen und als Unsinn bezeichnen, das ändert aber nichts an der Tatsache, dass du mitten in der Gnade lebst.

Heilung ist einfach.
Heilung ist ganz natürlich.
Lass die Heilung geschehen!

Komm in den Tempel der Heilung!

Komm in den Tempel der Heilung! Betritt den Tempel des Lichts! Lege dich nieder oder setze dich bequem hin und entspanne. Beruhige deinen Körper und deinen Geist, doch sei auch etwas neugierig und voller guter Hoffnung, wenn du nun das Land der Erfüllung aufsuchst! Es ist ein heiliger Ort, an dem dich ein köstlicher Segen und eine große Freude empfangen. Du kannst hier vollkommen entspannen. Ein sanftes, weißes Licht durchflutet jeden Winkel hier, und du bist wirklich willkommen. Sorge dich nicht, denn es ist gut für dich gesorgt. Vertraue deinem Herzen und genieße das gute Gefühl, das du hier hast! Lass los und entspanne in die heilende Hand Gottes!

Hier gelangst du wahrhaftig in einen herrlichen Raum, in dem du dich frei und ganz unbelastet fühlst. Intuitiv weißt du, dass du sicher und geborgen bist. Ein wundervoller Frieden erfüllt diesen Raum, und du kannst deutlich wahrnehmen, welch eine wertvolle Wirkung das alles auf dich hat. Du hast einen wahrhaft gesegneten Ort entdeckt – einen Lichtraum, einen Tempel der Heilung und der Regeneration. Alle Sorgen und Ängste fallen leicht und wie selbstverständlich von dir ab. Sie lösen sich auf und eine wunderbare, frische Energie belebt dein ganzes Wesen. Du fühlst dich auf einmal vital und wie verjüngt.

Trinke diese Lebenskraft! Nimm sie in dich auf! Lass sie dich ungehindert durchdringen und durchfluten! Jedes Organ und jede Zelle werden von strahlender, wohltuender Energie durchströmt, belebt und erneuert. Es ist ein wahres Fest, und du fühlst deutlich, wie gut dir das

tut. Du musst es nur zulassen, denn alles hier geschieht
ganz mühelos, natürlich und leicht. Ein großes Staunen
und eine große Dankbarkeit überkommen dich. Du
beginnst zu lächeln, und die neue Zuversicht, die du nun
wahrnimmst, und der gute Mut, der in dich eingekehrt ist,
tun ihr übriges. Ja, in der Tat: Du fühlst dich vollkommen
gesund, vital und wohlauf. Zu Recht hast du wieder gute
Erwartungen für dein Leben. Funkelnde Ideen und
herrliche Einfälle tanzen in deinem Geist. Ja! So lässt es
sich leben!

Es ist sehr hilfreich und gut, sich ab und zu im *„ Tempel
der Heilung "* wieder aufzufrischen, sich neu zu ordnen
und zu regenerieren. Freude und Heiterkeit stärken dich,
und die Schönheit und Güte, die du hier findest, sind dir
ganz nahe. Besuche diesen Ort viel öfter!

*Heilung ist ganz natürlich! – Der Tempel der Heilung
wartet auf dich! Du bist hier willkommen!*

Heilung aus der Erde

Ist dir schon einmal bewusst geworden, welch eine
wunderbare Heilkraft aus der Erde strömt? Unaufhörlich
sendet und strahlt die Erde ihre Liebe zu allen
Geschöpfen. Sie gibt ihnen Halt und eröffnet ihnen
unzählige Möglichkeiten zu leben und sich zu entfalten.
Das ist wahrhaft eine erstaunliche Energie, und niemand
könnte ohne sie lange existieren. Wir alle sind Kinder der
Erde, und die Erde trägt und beschützt uns in jedem
Augenblick. Wie eine liebevolle Mutter hat sie uns
angenommen und bietet uns nun all ihre Schätze an. Sie
liebt uns wahrhaftig als ihre Kinder. Sie nimmt uns an und
gewährt uns immer Zuflucht und Erholung – egal wer und
wie wir sind. Ihre Liebe ist bedingungslos. Sie hält sie
nicht zurück und sie weist uns nicht zurück. Wir
Menschen allerdings weisen sie in unserem Hochmut und
unserer Dummheit zuweilen von uns und weigern uns, uns
in die Harmonie und Liebeskraft der Erde einzustimmen.
Wir achten nicht darauf, im Einklang mit dem Frieden, der
Schönheit und Liebe der Erde zu leben und entfernen uns
oft ein wenig von ihr. Manchmal missachten wir sogar
ihre Würde und beuten sie aus wie ein totes Objekt. Doch
die Erde lebt, und sie liebt uns auch dann noch, wenn wir
in unserer Verblendung einmal gegen sie handeln. Ihre
Liebe und Heilkraft können wir dann natürlich nicht mehr
spüren. Wir sind es, die uns entfremdet haben und ihren
Segen zurückweisen. Doch wir können uns jederzeit
wieder besinnen und uns erneut einstimmen und in
Harmonie bringen mit dieser unendlichen kostbaren Güte
und Energie, die uns die Erde unaufhörlich anbietet.

Knie dich doch einmal auf den Boden und berühre die
Erde mit deinen Händen und vielleicht auch mit deiner
Stirne! Spüre hin! Lass dir etwas Zeit und spüre in Ruhe
einmal nach! Wie fühlt sich das an? – Nun lege dich auf
den Boden – vielleicht kannst du es sogar draußen im
Freien tun – und spüre, wie dich die Erde trägt! Sie gibt
dir einen sicheren Halt und beruhigt dich irgendwie. Hast
du das schon einmal bemerkt? Die Erde stärkt dich und
gibt dir augenblicklich neuen Mut, wenn du dich ihr
bewusst zuneigst und dich ihr sanft und bereitwillig
öffnest. Es ist wirklich so. Versuche es!

Die Erde schenkt Zuversicht und neues Vertrauen.
Vielleicht kannst du sogar etwas Erde in die Hand nehmen
– oder einen Stein oder einen Kristall. All dies wird dich
„erden", und es wird dir gelingen, wieder in Harmonie mit
diesem erstaunlichen Planeten Erde zu sein. Und
beobachte es doch: Wenn du in Harmonie mit der Erde
bist, bist du in Harmonie mit dir selbst. Es ist wie reine
Magie. Verbinde dich bewusst mit der Erde, und du wirst
ihre Weisheit, Schönheit, Mächtigkeit und auch ihren
Frieden in dir spüren. Gib dich der Erde hin! Vertraue ihr!
Arbeite und spiele mit ihr! Pflege deinen Garten oder das
Land, in dem du lebst! All dies wird dir zugute kommen
und dich heilen.

*Heilung ist ganz natürlich! – Erde dich und spüre die
Liebe und Güte der Erde! Nimm Kontakt mit ihr auf und
lass die mächtige Kraft der Erde in dir wirken!*

Der Kapitän eines wunderschönen Schiffes

Stelle dir vor, du wärst Kapitän eines wunderschönen Schiffes. Die Segel leuchten im Blau des Ozeans und des weiten Himmels. Eine frische Brise weht in dein Gesicht. Es ist eine Freude und sogar eine Ehre, dieses Schiff auch nur zu sehen. Doch du bist der Kapitän und lebst auf diesem Schiff. Es ist dein Zuhause. Es ist dein Schiff! Spüre, wie herrlich das ist – wie wundervoll!

Dieses Schiff ist dein Körper und auch dein Geist. Deine Mannschaft sind all deine Organe, Glieder und Zellen – doch auch deine Gedanken, Vorstellungen, Ideen – und jeder Matrose, der auf deinem Schiff lebt, liebt und verehrt dich aufrichtig und innig. Sie sind alle wahnsinnig stolz darauf, bei dir an Bord sein zu dürfen und dieses herrliche Schiff auf Vordermann zu halten.

Wenn du dich deiner Mannschaft zeigst und dich ihnen zuwendest, strahlen sie und sind glücklich. Sie wissen, dass auch du sie aufrichtig und ehrlich liebst und ebenfalls mächtig stolz auf sie bist. Welch eine herrliche, erfahrene und vitale Mannschaft du doch hast! Wenn ein Mitglied deiner Mannschaft einmal krank werden sollte oder sich verletzt, so helfen ihm alle anderen sofort, damit er sich erholen und regenerieren kann. Alle sind Freunde und wissen, dass es Sinn macht, miteinander und nicht gegeneinander zu arbeiten und zu leben. Die größte und wertvollste Hilfe jedoch, die jeder erhalten kann, ist deine Zuwendung und deine Liebe. Jeder auf deinem Schiff weiß, dass du ein guter Kapitän bist – der beste sogar. Du bist ein guter Freund. Du vertraust ihnen und weißt, was du an dieser hervorragenden Mannschaft hast. Du bist stolz auf jeden Einzelnen. Deshalb geben sich alle auch so große Mühe. Jeder tut sein Bestes.

Bedanke dich einmal bei deiner Mannschaft und sage ihnen, wie großartig du es findest, mit solch willigen und guten Freunden gemeinsam auf Reisen gehen zu können. Ihr segelt über den Ozean des Lebens und habt eure Freude daran. Es ist ein Abenteuer und ein einzigartiges Fest. Alle sind begeistert und stimmen dir zu.

Heilung ist ganz natürlich! – Dein Körper und dein Geist helfen dir und unterstützen dich immer! Sie sind deine besten Freunde.

Der Dirigent

Stelle dir vor, du wärst der Dirigent eines genialen und vortrefflichen Orchesters. Alle Musiker lieben dich. Ja, sie verehren dich aufrichtig und voller Hingabe. Welch ein Geschenk es für sie ist, in diesem Orchester spielen zu dürfen, und welch eine Ehre, dich als Dirigenten zu haben! Sie sind stolz auf dich und ganz begeistert von der Musik, die du mit ihnen erklingen lässt. Jeder ist auch wirklich ein großartiger Musiker – voller Talent und begabt mit einem einzigartigen Können. Sie alle lernen gerne auch noch dazu und wollen ihre Aufgaben optimal erledigen. Sie lieben es, wenn du zufrieden bist. Du weißt das natürlich, und daher bist du auch voller Stolz und Freude, ein solch gutes Team und Orchester dirigieren und leiten zu dürfen. Jeder gibt sich die größtmögliche Mühe und will es wirklich gerade so machen, wie du es wünschst. Sie alle vertrauen dir und fühlen sich großartig, unter einem solch guten und liebevollen Dirigenten spielen zu dürfen.

Die Musiker schätzen und ehren sich auch gegenseitig. Sie wissen, dass sie nur gemeinsam diesen herrlichen und unverwechselbaren Klang hervorbringen können, der so unglaublich gut klingt. Jeder liebt es daher, mit all den anderen spielen zu dürfen. Am meisten verehren und lieben sie jedoch dich. Sie achten auf das, was du ihnen sagst oder welche Impulse du ihnen gibst. Die Musiker sind die Aspekte deines Wesens. Wenn ihr im Einklang seid und resonant, wach und harmonisch aufeinander hört, bringt ihr etwas Wundervolles hervor. Kein anderer kann dies erreichen.

Du hast die Musik selbst ausgewählt und manche Stücke sogar ganz alleine komponiert. Es ist wahrhaftig eine zauberhafte, göttliche Musik. Euer gemeinsamer Klang ist faszinierend und entzückt jeden, der ihn hört. Es ist die Musik deines Lebens – die Musik deiner Liebe und deiner Freude. Diese Musik ist sehr heilsam. Sie ordnet dich und das ganze Orchester. Sie verschmilzt euch zu einem Ganzen. Diese Musik ist schöpferisch und tut einfach gut. Sie ist elegant, vital, manchmal träumerisch und wirklich ganz besonders. Sie macht allen große Freude und ist die Erfüllung eures Lebens.

Sei also stolz auf dich und auf alle Aspekte deines Wesens! Alles an dir ist natürlich, wertvoll und schön. Ihr macht es wirklich sehr, sehr gut! Jedes Organ deines Körpers, doch auch dein Verstand und dein träumender Geist arbeiten gemeinsam wie ein geniales, göttliches Team. Genieße und feiere jeden Augenblick und jeden Klang – auch die ganz leisen Klänge und auch die Stille!

Heilung ist ganz natürlich! – Dein Leben ist wie Musik. Freue dich am Klang deines Lebens!

Lass dich vom Kosmos berühren!

Lade die kosmischen Heilkräfte zu dir ein! Setze oder lege
dich an einen stillen Ort und entspanne. Du bist immer im
Kosmos geborgen, und der Kosmos nimmt dich wahr. Er
fühlt und spürt dich und kann dich leicht und mühelos mit
der Energie versorgen, die du jetzt am dringendsten
brauchst. Öffne dich also und habe Vertrauen! Sage dir:
*„Ich bin jetzt bereit die kosmische Liebe und Heilkraft des
Universums zu empfangen. Ich bin jetzt bereit!"* Indem du
dies tust, lässt du innerlich vollkommen los. All die
Blockaden und Schwierigkeiten deines Lebens gleiten von
dir ab, und du fühlst dich sofort freier und leichter. Lass es
mit deinem Atem geschehen! Lass beim Ausatmen einmal
alles los, was dich jetzt stört und behindert! Übergib es in
die Hand Gottes – oder, wenn du willst, in die Hand des
Universums. Das Universum ist mächtig und groß.
Spielend nimmt es deine Last in sich auf, und du bist
befreit und erlöst.

Lass dir Zeit! Mit jedem neuen Atemzug wird es dir
leichter fallen. So schaffst du Raum in dir – Raum für all
das Heilsame und Gute, das dir der Kosmos nun
zukommen lässt. Stelle dir vor, du würdest von einem
herrlichen und heilenden Licht durchflutet und umspült.
Jede deiner Zellen trinkt von diesem Licht. Jedes Organ
erfrischt und regeneriert sich. Es ist eine Freude, dies zu
spüren und zu feiern! Dankbarkeit steigt in dir auf, denn
du wirst nun geheilt – spielend, mühelos und ohne
Problem. Du bist jetzt bereit. Sage innerlich *„Ja! – Ja, ich
bin bereit! Danke für diese wunderbare Kraft! Danke,*

dass ich die Gnade und Heilkraft des Kosmos empfangen darf! Danke!"

Heilung ist ganz natürlich! – Wie durch ein Wunder fließen die kosmischen Heilkräfte zu dir und regenerieren deinen Leib und deinen Geist.

In Kontakt mit der Heilkraft des Universums

Deine Zellen und auch deine Organe stehen in einer stetigen Verbindung mit der Intelligenz, Weisheit, Kraft und Güte des Universums. Die Schöpfung ist göttlich – durch und durch – und eine unfassbare, unverstehbare göttliche Energie durchdringt jedes Lebewesen und jede Zelle. Du befindest dich mittendrin in dieser Kraft und wirst auch vollkommen von ihr durchdrungen. Du wurdest einst aus dieser Kraft geboren und bist in deinem innersten Wesen nichts anderes als diese lebendige Urkraft selbst. Du bist eine Seinsweise des Lebens – ein Lebewesen. Diese universale Energie hat die Fähigkeit, dich zu ermutigen und zu heilen. Sie tut dies auch in jedem Augenblick. Durch deine negativen und krankmachenden Einstellungen und Gedanken kannst du dies zwar erschweren, stören und sogar verhindern, doch wenn du innerlich einmal loslässt und auf den Segen und die Heilkraft des Universums vertraust, kannst du leicht erfahren, welche Macht und Schönheit für dich möglich sind – Gesundheit, Vitalität und pulsierende Energie.

Sage also „Ja!" und lass die Heilung geschehen! Deine Zellen wissen, was sie tun müssen und wie sie sich entfalten müssen. Vertraue der Weisheit des Universums, vertraue Gott und vertraue dir selbst! Denke positiv! Sei ein Optimist! Denke lebensbejahende, freundliche, wohltuende Gedanken! Stimme dich in die Liebe und in das Wohlsein ein! Das entspricht der Grundhaltung Gottes. Es ist die Frequenz des universalen Seins. Auf diese Weise kannst du dich am besten in die Wirkkraft des göttlichen, allumfassenden Seins einlassen. So kannst du die Heilenergie nutzen, die in unbegrenztem Maße zur Verfügung steht. Glaube an dein Glück! Glaube an die Liebe! Glaube an deine Heilung, dein Wohlsein und deine Gesundheit! Es steht alles für dich bereit.

Heilung ist ganz natürlich! – Du bist in Kontakt mit der Weisheit und Kraft des Universums. Diese Kraft ist göttlich und weiß, was gut für dich ist. Sie wirkt immer zum Guten.

Heilung im Schlaf

Während du schläfst, strömen dir wunderbare heilende
Kräfte zu. Während du schläfst, regeneriert sich dein Leib.
In deinen Träumen musst du oft noch viele
Angelegenheiten und Sichtweisen in dir ordnen und
manches sogar erst einmal etwas verdauen. Im Tiefschlaf
jedoch ruhen die Aktivitäten deines Geistes und deine
Widerstände lösen sich auf. Hier bist du ganz eingelassen
in die Heilkraft deiner Seele – deiner göttlichen, inneren
Natur. Nichts stört dich hier, und du kannst mühelos
auftanken und dich neu ordnen. Deine Erholung, die du so
dringend benötigst, wird dir so mühelos gelingen.

Im Wachzustand erzeugst du durch deinen Missmut und
durch negative Haltungen oft Blockaden. Wenn du so
etwas zulässt und zuweilen sogar vertrittst und
praktizierst, erzeugst du unnötige Hindernisse und
Belastungen. Tu das nicht! Löse dich von deinen
Widerständen und lade ganz bewusst die heilenden Kräfte
zu dir ein! Mach ihnen den Weg frei und öffne dich!
Bleibe wohlgemut, voller Zuversicht – voller Optimismus!
Glaube immer an dein Glück! Habe Vertrauen! Vertraue
dem Kosmos und vertraue dir selbst! Vertraue deiner
positiven Natur und vertraue der Macht Gottes! In deinem
Schlaf kannst du all dies loslassen. Hier geschieht die
Heilung ganz von selbst. Du hast es schon oft erfahren.
Beobachte es doch einmal!

Gönne dir also genug Zeit, in der du ungestört schlafen
kannst! Auch am Tag sind ein paar Pausen dann und wann
sehr erholsam und hilfreich. Vor dem Einschlafen nimm

ganz bewusst Kontakt mit deiner Seele auf und bitte sie um Klarheit, Erneuerung und frische Kraft. Bitte sie um Heilung! So kannst du die heilende Wirkung des Schlafes optimal unterstützen.

Heilung ist ganz natürlich! – In deinem Schlaf tauchst du tief in den heilenden Urgrund deiner Seele – deines inneren Wesens – ein. Hier geschieht Heilung ganz von selbst!

Der Strom der heilenden Kraft

Verbinde dich mit dem Fluss kosmischer Energie und
tauche ein in den erfrischenden Strom heilender Kraft, der
stets in deiner Nähe ist und dich auch wunderbar
durchdringt! Doch diese Heilkraft kann erst dann optimal
wirksam werden, wenn du deine Widerstände aufgibst und
der positiven Wirkung einfach vertraust. Lass deinen
Ärger los! Lass deine Frustrationen los – deinen Missmut,
deinen Verdruss! Lass deine Ängste und Zweifel los – all
den unnützen und negativen Ballast!

Doch wie kannst du loslassen? Wie kann es dir wirklich
gelingen? Einfach, indem du auf deinen Atem achtest.
Bringe deine Aufmerksamkeit ruhig – doch entschlossen –
immer wieder zu deinem Atem zurück – zu diesem
Atemzug, den du gerade jetzt atmest. Spüre die Schönheit
und Würde, die darin liegen! Spüre, wie gut sich das
anfühlt! Fühlst du es? Im Atem findest du Freiheit,
Offenheit und Frische. Im Atem findest du Frieden und
Harmonie. Im Atem sind Liebe, Wohlwollen und Heilung.
Dein Atem ist dein Leben. Hier findest du nur Gutes und
Heilsames. Atme also – gelassen, bewusst, ruhig und tief!

Der Atem ist der einfachste Weg, dich mit deiner
göttlichen Seelenkraft zu verbinden. Wenn du ganz
eingetaucht bist in das Wunderelixier deines Atems, sind
all die dummen Widerstände und Verblendungen ganz von
selbst abgefallen und verschwunden. Nun kann die
Heilkraft Gottes beginnen, frei und vollkommen natürlich
in dir zu wirken. Das kannst du direkt spüren. All das Gute

wächst in dir und du wirst stärker, gesünder und vitaler
mit jedem Atemzug, den du atmest. Probiere es aus!

*Heilung ist ganz natürlich! – Atme ruhig und tief ein und
aus und spüre das herrliche Leben und die göttliche Kraft,
die dir zu eigen sind! Lass den Strom heilender Liebe in
dir fließen!*

Heilung in den Träumen

Achte einmal auf deine Träume! Die träumende Psyche hat ein unglaubliches Potenzial, dich wieder aufzurichten und dich zu heilen. Sie kann dich leicht ausbalancieren und ordnen, und tut dies auch Nacht für Nacht, wenn du es zulässt. Bitte um heilende, stärkende Träume, bevor du einschläfst! Freue dich auf die Ruhe und den schöpferischen Freiraum, den du nun erfahren darfst! Lass dich erquicken und ermutigen vom Spiel deiner Fantasie und wünsche dir Gesundheit und Glück! Heilung macht Freude – und oft sogar richtig Spaß. In deinen Träumen kannst du dich spielend und lustvoll erholen.

Du kannst deine Träume auch lenken. Wenn du etwas wach und bewusst bleibst in deinen Traumerlebnissen, kannst du mitbestimmen, was du träumen willst und wie sich dein Traum entwickeln soll. Erlaube dir Fantasiereisen und Abenteuer, die dir gefallen. Die Träume sind wie ein Spielfeld für dein Bewusstsein, in dem du ausprobieren kannst, was dir gefällt und was du gerne erfahren möchtest. Träume sind schöpferische Werke, die du selbst gestalten kannst und sollst. Sei neugierig! Sei fröhlich! Sei nicht so ernst! Erschaffe dir einen Heiltraum, in dem du kerngesund bist – voller Vitalität und Freude! Erschaffe dir eine Welt, die dich begeistert und inspiriert – die dir Mut macht und in dir Lust auf neues Leben weckt! Erlaube dir Vergnügungen und wenn du willst, auch ganz verrückte Dinge! Sei wie ein Kind!

In deinen Träumen und Visionen bist du frei. Du kannst
hier tun und erschaffen, was du willst. Vergnüge dich also
und heile dich in deinen Träumen! Deine Traumbilder
bringen deine Lebensenergie in eine bestimmte
Schwingung und erzeugen so eine energetische
Atmosphäre in dir, die dann auch in deinen
Wachzuständen weiterwirkt. Träume von Liebe, Heilung
und Frieden!

*Heilung ist ganz natürlich! – Dein Leben ist wie ein
fantastischer Traum. Lass es einen Traum der Heilung
sein – einen Traum der Freude, des Friedens und der
Liebe!*

Der innere Heiler

Heilung ist wirklich nicht schwer oder schwierig.
Entspanne dich und versuche, Kontakt mit deinem inneren
Heiler zu finden. Da gibt es einen "Teil" in dir, der den
besten und vorzüglichsten Weg zu deiner Heilung kennt.
Dieser "Teil" oder Aspekt deines Wesens hat die
Fähigkeit, dich zu inspirieren und zu führen. Er gibt dir
Impulse, Anregungen und gute Ideen ein, die dir helfen
werden. Zum anderen steht dieser innere Heiler – oder die
Heilerin – in Verbindung mit der großen Kraftquelle, aus
der alle Heilenergie entspringt. Es ist der unermessliche
Ozean göttlichen Bewusstseins. Wenn du bereit bist,
kannst du ganz leicht und einfach die optimale Medizin
erlangen. Sie steht zu deiner Verfügung.

Betrachte deinen inneren Heiler wie einen guten Freund
oder eine gute Freundin. Er ist weise, gütig und voller
Liebe. Alleine schon seine Nähe wirkt entspannend und
aufbauend für dich. Er liebt dich wirklich total. Das wird
dir nun mehr und mehr bewusst. Du kannst ihm voll und
ganz vertrauen. Du musst nur an ihn denken, und schon
seid ihr in Kontakt. Dabei ist dir durchaus bewusst, dass er
ja ein Aspekt deines eigenen Wesens ist. Das ist
wunderbar, denn daher ist er auch immer sofort zur Stelle
und du kannst ihn jederzeit bitten und ansprechen. Tu dies
also! Er freut sich sehr, wenn du an ihn denkst und ihn um
seine Hilfe bittest. Er liebt es zu heilen. Er freut sich auch
über deine Wertschätzung, die du ihm entgegenbringst.
All dies fördert den Heilungsprozess und macht alles viel
leichter.

Die Heilkraft steht wirklich bereit und wartet schon
darauf, zu dir zu fließen und sich in dir zu entfalten. Bitte
einfach um das, was du jetzt brauchst, entspanne und
empfange! Öffne dich und erkläre dich zur Heilung bereit!
Lass es einfach zu! Auf diese Weise kann Heilung ganz
mühelos geschehen. Sie ist vollkommen natürlich.

*Heilung ist ganz natürlich! – Dein innerer Heiler ist
immer bereit, dir zu helfen und dich zu unterstützen. Er
freut sich, wenn du ihn bittest und fragst.*

Die göttliche Kraft deines Atems

Manchmal liegt dir etwas schwer im Magen. Vielleicht ist
es am Anfang nur ein dumpfes, entmutigendes Gefühl,
doch auf die Dauer kann so etwas sehr ungemütlich und
sogar gefährlich werden. Zumindest ist es unangenehm
und stellt einen echten Dämpfer für deine Lebenskunst
und Freude dar. Es beeinträchtigt dich.

Solche Gefühle gehen oft aus Enttäuschungen,
Zurückweisungen, Erniedrigungen oder anderen
Verletzungen hervor. In der Regel werden sie von
Empfindungen und Eindrücken aus vielen Erfahrungen
gespeist. Das ganze Leben mag dir nun traurig und
vielleicht sogar hoffnungslos erscheinen. Du magst dir
sogar einbilden, du seiest ein kraftloses, unfähiges Opfer –
du könntest nichts tun. – Doch das stimmt natürlich nicht!
Es ist einfach nicht wahr. Du hast Kraft und bist
keineswegs machtlos.

Wenn du dich heilen willst, dann nimm zunächst einmal
deine dunklen Gefühlsschwingungen deutlich wahr. Oft
kann man sie im Bauch oder in der Magengegend spüren.
Spüre einfach nur hin. So ist das also – und es fühlt sich
nicht besonders gut an.

Diese Trauer oder dieses ungute Gefühl willst du nun
auflösen und verwandeln, und das gelingt dir am
einfachsten mit Hilfe des Atems. Erinnere dich: In deinem
Atem liegt die Kraft Gottes – die ungeheure Energie des
Lebens selbst. Lass deinen Atem wie frische Zuversicht
und Liebe durch dich strömen! Er ist die beste Medizin.

Beginne nun also bewusst zu atmen und lass deine
Atemkraft direkt in diese dunklen Gefühle hineinfließen!
Dein Atem ist leuchtend, kraftvoll und hell. Er ist eine
kostbare, heilsame Energie. Du lebst und dein Lebensmut
und deine herrliche, lebendige Kraft fließen und strömen
in dir. Sie stehen dir zur Verfügung. Lass die Heilkraft
deines Atems nun direkt in die Dunkelheit hineinströmen!
Erleuchte dich! Ermutige dich! Verwandle dich!

Es mag eine Weile dauern, doch nach und nach wirst du
merken, wie sich etwas tut. Die Zähigkeit und Dumpfheit
deiner ganzen Lebenslage beginnen sich nun zu ändern.
Mit jedem Atemzug lenkst du neue Kraft in den
Problemherd – und zwar immer mit dem Wunsch und der
Überzeugung, dass dein Atem dich heilen wird und dein
Urvertrauen neu belebt wird. Du bist überhaupt nicht
hilflos. Du bist weder schwach noch machtlos. Du kannst
sehr wohl etwas tun! Du kannst atmen und so – nach und
nach – das Unheil, das dich bedrückt, auflösen und
verwandeln. All die Lebensfreude, die in deinen
Enttäuschungen, Ängsten und Sorgen gefangen war, wird
nun befreit und kann wieder mitfließen in deinem Leben.

Atme entschlossen und voller Hingabe weiter! Jeder
Atemzug ist Hoffnung, Licht und Energie. Jeder Atemzug
ist heilende, göttliche Kraft. Manchmal mag es sich
geradezu wie Feuer anfühlen. Spüre selbst, was in deiner
Situation gebraucht wird und passend ist. 'Steter Tropfen
höhlt den Stein' – und steter, bewusster Atem löst alle
deine Probleme innerlich auf. Es ist wirklich so! Du
kannst es selbst spüren. Beim Einatmen: Spüre! – und
beim Ausatmen: Heile! Spüren und Heilen – wieder und

wieder. Sei sehr liebevoll zu dir und glaube an deinen
Erfolg!

Manchmal mag es sehr intensiv werden, manchmal sogar
ausgesprochen heiß und fast nicht mehr auszuhalten.
Bleibe dran! Fahre fort mit der Übung! Wenn du
unterbrochen wirst, dann fahre so bald wie möglich wieder
fort mit deinem bewussten, entschlossenen Heilatem! Dies
ist eine kraftvolle und sehr wirksame Übung.

*Heilung ist ganz natürlich! – Du hast die Kraft, alles
Negative und Ungute aufzulösen und dich von der
Dunkelheit schlechter Gefühle zu befreien.*

Das heilende Feuer

Stelle dir vor, dass deine schlechte Laune und deine ganze
Misere ein dunkler Haufen Kohle sei und dein Atem wie
eine Art Blasebalg wirkt. Da ist ein Fünkchen Glut – am
Anfang vielleicht wirklich nur ein kleines Fünkchen. Aber
das reicht. Es ist dein Lebensmut, deine Hoffnung, dein
aufrichtiger Wunsch nach Heilung. Diesen Funken
versorgst du nun mit frischer Luft. Du behütest und
beschützt ihn. Jeder Atemzug hilft diesem Funken, etwas
größer zu werden und zu wachsen. Am Anfang bläst du
ganz vorsichtig und ruhig in diese Glut, doch langsam
wird dein Atem stärker und immer stärker – und mit ihm
die Glut. Mit deinem bewussten Atem wachsen deine
Zuversicht und dein Vertrauen. Dein ganzer Bauch – ja,
dein ganzer Organismus – ist schon etwas wärmer und
kraftvoller geworden – und vielleicht auch heller. Doch du
atmest einfach weiter und weiter – und so beginnt eine
Kohle nach der anderen zu glühen. Es entwickelt sich eine
herrliche Energie in dir. – Und nun geht alles gut voran!

Es mag nun sogar der Augenblick kommen, da der ganze
Kohlehaufen zu brennen beginnt. Lass es zu! Erkenne,
dass nun alles Ungute verbrennt und all die Kräfte, die in
dir gefangen waren, nun befreit werden. Genieße deine
Kraft! Genieße dein Feuer! Genieße deine Mächtigkeit
und freue dich über dich selbst! Du hast dich befreit. Du
bist aus dieser dunklen Misere heraus. Du brennst, und
zwar in einer guten, heilsamen Weise. Freue dich! Du hast
es geschafft! Du hast dich selbst geheilt!

Heilung ist ganz natürlich! – Heile dich selbst! In dir brennt ein magisches Feuer, das allen Unrat und alle Krankheit verbrennt.

Heilsame Gedanken

Wenige Menschen wissen, wie wertvoll ihre Gedanken sind, und wenige Menschen sind sich darüber im Klaren, dass jeder Gedanke, den wir zulassen und denken, kleine oder große Spuren in uns hinterlässt. Wie und was wir denken, verändert uns. Wenn uns dies bewusst ist, haben wir einen wertvollen Schlüssel in der Hand – einen Schlüssel, der uns viele Türen öffnen kann, auch zur Heilung.

Einfach gesagt bedeutet dies: *Denke heilsame Gedanken!* Denke an etwas, das dir gut tut, das gesund ist! Jedes Wort und jeder Gedanke schwingen in ihrer eigenen Frequenz, d.h. sie bringen unsere Lebensenergie in eine bestimmte Verfassung. Worte sind Bedeutungsträger, und die Bedeutung und Wichtigkeit, die wir einem bestimmten Wort oder Gedanken zumessen, prägen unsere Lebensenergie, wenn wir diesem Gedanken Raum in uns geben und ihn oft zu uns kommen lassen oder gar zu uns einladen. Was immer wir denken, prägt und gestaltet die Atmosphäre unseres Geistes.

Gedanken sind also Schwingungen und energetische Strukturen, die ihre ganz spezifischen Wirkungen haben. Es liegt an uns, zu spüren, ob uns ein Gedanke gut tut und für uns heilsam ist oder nicht. Wir können Gedanken, Bilder, Situationen fühlen und spüren. Unsere intuitive Weisheit sagt uns, was wirklich hilfreich und heilsam für uns ist. Manche Gedanken und Vorstellungen könnten uns förmlich krank machen, wenn wir ihnen Raum und Bedeutung gäben, während andere eine eindeutig

wohltuende, angenehme und heilende Wirkung auf uns
haben – und zwar bis in den Körper – in die Organe und
Zellen hinein. Das sind ganz natürliche psychosomatische
Zusammenhänge. – Es liegt also an der Schwingungskraft
eines Gedankens, wie er in uns wirkt, und es liegt an uns,
ob wir diesen Gedanken denken und in uns zulassen
wollen oder nicht.

Denke heute doch einmal ganz besonders liebevoll und
intensiv an etwas, das dich freut – an etwas Angenehmes,
Lichtvolles, Heilsames! Sage dir: *„Mir geht
es schon viel besser – ja geradezu vorzüglich! Ich bin heil
und gesund. Ich bin voller Kraft und Lebensmut. Na klar!
Das ist wirklich so! Ich habe Lust auf Leben und will mein
Leben genießen. Das macht großen Spaß und ist sehr
erfüllend. Ah! Wie wunderbar das ist! Ich bin von Licht
und Wohlgefühl durchdrungen, und meine Zuversicht und
Freude wachsen Tag für Tag."*

*Heilung ist ganz natürlich! – Denke Gedanken der
Heilung, Gedanken der Liebe, des Friedens und des
Glücks!*

Dein innerer Wunsch

Wenn du an Heilung denkst – wie ist das für dich?
Bemühe ein wenig deine Fantasie! Stelle dir eine Welt
vor, die in deinen Augen heil und vollkommen ist. Wie
sähe es dort aus? Wie würdest du dich dort fühlen?
Welchen Menschen begegnest du, und wie begegnet ihr
euch?

Wenn du an Heilung denkst, wie siehst du dich selbst?
Versuche ein Bild von dir zu finden oder zu erzeugen, das
du wirklich wertschätzen und lieben kannst! In dieser
Vorstellung bist du vollkommen heil und gesund. Du
willst kraftvoll, vital und gut aussehend sein. Wie wäre
das für dich? Sehe dich also so! Du bist gesund und
wunderschön! Welches Alter hast du? Welches Gewicht?
Es ist eine herrliche Gestalt, die du erblickst – die du in
deinem Geist erschaffst. Ehre diese Gestalt! Preise sie!
Spüre, wie herrlich es ist, als dieser Mensch mit einem
solchen Körper und einem solch brillanten Geist zu leben!
Fühle, wie begnadet du bist! Es ist ein großartiges,
wunderbares Gefühl. Genau so wünschst du es dir! So
siehst du dich, und so fühlt es sich gut an! – Spüre noch
einmal! Lass dich tief ein und lass dich inspirieren!

Dieses Bild, das du nun in dir entwickelt hast, ist dein
Idealbild und dein Idealgefühl. Genau so möchtest du sein
und genau so möchtest du dich fühlen. Bitte, mache dir
klar, dass du im Innern – in deinem Geist und deiner
Fantasie – nun bereits so bist. Freue dich über dich selbst!
– Lass dir nun etwas Zeit und koste diese herrliche
Vorstellung aus. Fülle sie mit Energie und Begeisterung –

ja mit Leidenschaft! Du hast das Bild deiner Heilung
kraftvoll in dein Bewusstsein gebracht und es mit deiner
Zustimmung und Wertschätzung aufgeladen. Es kann nun
in dir wirken. Spüre es noch einmal und segne es! Fühle,
wie gut das alles ist! Stimme dich ganz ein in dieses neue,
frische Lebensgefühl! Es ist fantastisch und wunderschön.
Innerlich bist du nun genau so.

Gib nun dieses herrliche, gesegnete Bild als aufrichtigen
Wunsch hinein ins Universum. Vertraue es der größeren,
schöpferischen Wirklichkeit an! Gib es in ihre Hände – in
die Hände Gottes – und vertraue, dass es sich auch in
deiner äußeren Welt manifestieren wird!

Du hast den bewussten Wunsch nach Heilung in die Hand
Gottes gelegt, und somit hast du deinen Part getan.
Überlasse es nun Gott oder der „größeren universellen
Wirklichkeit" für das zu sorgen, was du dir wünschst. Du
kannst Gott ja ab und zu an deinen Wunsch erinnern,
indem du dir dein Idealbild von Zeit zu Zeit wieder
vergegenwärtigst und deinen Wunsch nach Heilung erneut
ins Universum schickst. Tu das und erwarte Erfolg! Lass
all das Gute, Heilsame und Wunderbare, das du dir so sehr
ersehnst, nun auch im Äußeren geschehen! Halte
Ausschau nach den ersten Anzeichen einer Erfüllung und
freue dich darüber! Dein Bild wird nach und nach Gestalt
annehmen – auch in deiner äußeren Lebenswelt. Habe
Vertrauen! Vielleicht wird es nicht genau so, wie du es dir
ausgedacht hast, aber ein wenig ganz bestimmt.

Dein gutes und stimmiges Gefühl jedoch kannst du jetzt
schon voll und ganz auskosten, erleben und genießen.
Beginne also zu fühlen, wie herrlich es ist, heil und ganz

zu sein. Dein gutes Gefühl stärkt dein Vertrauen, und dein
Vertrauen macht es dir leicht, in Einklang zu sein – mit dir
selbst und mit Gott. Gib dich also ganz hinein und genieße
dieses Gefühl! Verbinde dich bewusst, kraftvoll und tief
mit der göttlichen Kraft – mit der Heilkraft und dem Licht
deiner göttlichen Natur. Es ist genau das, was du brauchst
und willst. Es ist genau diese Gefühlsenergie, die dir
helfen wird. Hier ist sie!

*Heilung ist ganz natürlich! – Stelle dir vor, du wärst
vollkommen gesund, vital und voller Lebensmut! Genieße
und feiere dieses herrliche Gefühl!*

Das Wunder der Heilung – Inspirationen für den Weg 2

In dir schlummert eine göttliche Vision, die nur darauf wartet, geweckt und energetisiert zu werden. Schenke dir selbst ein paar gute Gedanken! Schenke dir Zuwendung, Wohlwollen und Liebe! Lass die Heilkraft deiner Seele wirken und werde wieder ganz gesund! Deine Vision braucht wie ein Samen im Frühling nur die richtige Atmosphäre, damit sie aufbrechen, keimen, wachsen und erblühen kann.

Wenn du eine Vision der Freude und der Liebe in deinem Herzen trägst, wirst du spüren können, wie Kraft zu dir fließt und Heilung ganz leicht möglich ist. Deine Vision selbst ist bereits Heilung und Kraft. Sie motiviert dich zum Guten. *Lass deine Träume also zu und erlaube ihnen, in deinem Herzen zu erblühen!*

Strahle Frieden aus! Im Frieden regeneriert und erholt sich die Welt. *Strahle Freude und Zuversicht aus!* In deiner Freude kann sich die Welt erfrischen und wieder aufrichten. *Strahle Liebe aus! Die Liebe ist die größte Macht des Universums.* Der Liebe wohnt eine geheime Magie inne, die alles zum Guten wendet. Heilung und Erlösung können so ganz mühelos geschehen.

Mache dir doch bewusst, dass du mitten in einem unerschöpflichen, göttlichen Kraftfeld lebst! Dieses Kraftfeld hält dich am Leben und bietet dir zugleich unfassbare Möglichkeiten für deine Entfaltung und Erfüllung. Du musst nur lernen, dich bewusst auf die zur

Verfügung stehende Energie einzustimmen und sie dann auch zu lenken und zu formen. Dein Leben hier auf der Erde ist die optimale Gelegenheit, dies zu tun.

Komm nun heraus aus deinem Missmut und deiner schlechten Laune! Warte nicht zu lange. Wache auf – jetzt sofort! Je länger du zögerst, umso unangenehmer wirst du dich fühlen. *Komm heraus aus deinen alten Mustern und betritt eine neue Welt und eine neue Zeit!* Ermutige dich selbst und stärke deine Zuversicht! Lass die Vision, die in dir keimt, wachsen und blühen!

Die äußeren Umstände und das äußere Wetter sind einfach nicht so wichtig, wenn man es versteht, das innere Wetter so zu gestalten, wie man sich das wünscht. *Kümmere dich also um deine innere Welt! Erzeuge fröhliche, positive und lebensbejahende Gedanken und Überzeugungen!* Sei Optimist! So kannst du leicht eine Atmosphäre in dir erschaffen, die dir zusagt und gefällt – eine Atmosphäre der Freude und der Heilung.

Wenn du deinen Geist auf die Schönheit, Freude und Liebe ausrichtest, ziehst du ganz natürlich Heilkraft zu dir heran. Du beginnst nun, selbst in Richtung Heilung zu blicken. *Heilung ist ein "Ja!" zum Leben – ein "Ja!" zu deiner eigenen Individualität und ein "Ja!" zu deiner Welt.* Freue dich darüber!

Die Natur antwortet auf das Lied deines Herzens. Alle Wesen spüren die Flamme deiner Leidenschaft und die Wärme deines Mitgefühls. Lass *deine Liebe fließen! Verschenke sie! Sende Heilung aus!* Singe dein Lied und

lass deine Liebe strahlen und klingen! Es wird ein großer
Segen sein – für dich wie für alle anderen.

*Verbinde dich mit der Kraft der Erde und lass dich von ihr
erfrischen und erneuern!* Lade deine Batterien auf und
regeneriere dich! *Die Erde bietet dir Schutz* und ein
geradezu unerschöpfliches Reservoir von unverbrauchter,
vitaler, kerngesunder Energie. *Sie liebt dich aufrichtig* und
will dich unterstützen. Nimm ihre Hilfe an und stimme
dich auf ihre Schönheit, Würde und Mächtigkeit ein!
Erkenne die Kraft der Erde und die Kraft der Natur!

Heilung ist einfach.
Heilung ist ganz natürlich.
Lass die Heilung geschehen!

Tauche in den Liebesozean der Seele ein!

Was ist eigentlich „Krankheit" – und was ist „Heilung"
und „Heilsein"? Ist dir das wirklich klar? Denke doch
einmal darüber nach!

Wenn du dich krank fühlst und wieder gesund werden
möchtest, ist es gut, dir bewusst zu machen, was
„Krankheit" eigentlich ist. „Krankheit" ist nichts anderes
als ein Gefühl, von deinem innersten Wesen getrennt zu
sein. Da ist ein Spalt entstanden, eine Lücke, die sich
aufgetan hat, und diese Kluft zwischen dir und deiner
Seele kann richtig weh tun.

Wie kam es nur dazu? Nun, diese Situation hat sich
entwickelt, weil du trennende Gedanken, Überzeugungen
und Ansichten in dir zugelassen hast. Du hast dich
abgesondert von deinem Seelenstrom, und nun sitzt du in
einer recht ungünstigen Lage. Du hast dich ablenken,
verleiten und auf falsche Wege bringen lassen. Du hast
Dinge getan – oder auch nur gedacht – die nicht in
Übereinstimmung mit deiner Seelenfrequenz waren. So
haben sich Falschheiten, Anspannungen, Überbelastungen
und andere störende Faktoren bei dir eingeschlichen. Die
Seelenharmonie ist nicht mehr intakt. Eine Dissonanz –
ein Unwohlsein und manchmal sogar ein Schmerz – hat
sich eingestellt. Du fühlst dich von dir selbst entfremdet
und vielleicht sogar krank.

Doch du bist eine Seele – ein göttliches Wesen – und dein
Denken, Fühlen und Handeln – dein ganzes Leben – sollte
in größtmöglicher Übereinstimmung mit deiner Seele

geschehen. Irgendwie bist du krank geworden.
Verblendungen, Verirrungen, Unachtsamkeit haben dazu
geführt. Was ist zu tun? Nur aus deiner Seelenwirklichkeit
kann dir die Heilkraft zuströmen, die du nun brauchst. In
deiner Seele bist du vollkommen gesund. Sie ist reine,
göttliche Liebe – und Liebe heilt!

Ruhe

Nun, die Lösung liegt also auf der Hand: Stimme dich
wieder ein in deinen Urgrund – in den Liebesozean deiner
Seele! Lass dich nicht wieder ablenken oder in die Irre
führen! Tauche einfach in dein Innerstes ein und genieße
den heilenden Frieden, der hier herrscht. So geschieht
Heilung ganz von selbst.

Suche dir also einen ruhigen, stillen Ort und entspanne!
Lass los und entspanne in dich selbst. Die meisten so
genannten „Krankheiten" verschwinden sofort, wenn du
dir einen Ruhetag gönnst. Manchmal müssen es auch zwei
oder drei sein, wenn die Entfremdung dich ein wenig
stärker in den Griff bekommen hat. Bettruhe ist wunderbar
und absolut heilsam. Lege dich also einfach einmal ins
Bett und genese! Tu gar nichts und lass die Heilung
geschehen! Gib deiner Seele freien Raum!

Schlaf

Es gibt einfache und vollkommen natürliche Wege, wieder
in Einklang mit der Seelenwirklichkeit zu kommen. Einer
besteht schlichtweg darin, tiefe Ruhe und Entspannung in
dir zuzulassen. Gönne dir also Pausen und regeneriere
dich. Vielleicht kannst du sogar etwas schlafen. Gönne dir

genügend Zeit für einen tiefen, erholsamen Schlaf! Gerade im Tiefschlaf finden spontane Heilungen statt. Hier bist du ganz natürlich eins mit deiner Seelenenergie. Nur die göttliche Schwingung deines innersten Wesens ist hier wirksam – und diese natürliche, göttliche Seelenschwingung heilt. Das ist nichts, was man glauben muss. Jeder kann es selbst ausprobieren und testen.

Lege dich also ins Bett und schlafe! Bevor du einschläfst, kannst du deinen Geist noch bitten, direkt in den Heilgrund einzutauchen und dich zu regenerieren. Er wird dies ohnedies tun, doch wenn du ihn zusätzlich noch bittest und diesen *„Wunsch nach Heilung"* mit in den Schlaf nimmst, wird es viel leichter sein. Dein Wunsch nach Heilung und Erneuerung ist wie eine Leitlinie, an der sich deine Energie und dein Bewusstsein orientieren können. Probiere es aus!

Meditation

Der andere ganz natürliche Weg der Heilung ist die Meditation. Auch in der Meditation lässt du – ähnlich wie im Schlaf – die Außenwelt los und tauchst schlicht und einfach in dein Seelenwesen ein. Du verschmilzt mit dir selbst. Geübte Meditierer haben es hier natürlich etwas leichter. Daher ist eine regelmäßige Meditationspraxis auch die optimale Grundlage für jeden Heilungsprozess. Der Vorteil der Meditation im Vergleich zum Schlaf ist einfach zu verstehen: Meditation ist ein bewusster Vorgang, der ganz gezielt auf die Verschmelzung von deinem persönlichen Bewusstsein mit deiner göttlichen Seelenenergie ausgerichtet ist. Es ist genau das, was du dir wünschst!

Im Schlaf gibt es in der Regel doch noch recht viele
Störungen. Nervöse Energien und die merkwürdigsten
Kräfte beginnen zuweilen dein Bewusstsein in flackernde,
unruhige Träume zu ziehen und dort zu halten. Daher ist
auch der bewusste Wunsch nach Heilung, den du vor dem
Einschlafen in dir aussprichst, von großer Bedeutung. In
der Meditation lässt du dich von Anfang an kontinuierlich
in die göttliche Heilquelle ein. Ganz bewusst wird die
Heilschwingung der Seele angepeilt und du kannst
Ausschau halten nach ihr. Alles andere – alles, was stört,
was dich ablenken oder schwächen will – lässt du
freundlich doch entschlossen los. Mit jedem Atemzug
stimmst du dich besser und tiefer ein, und die Harmonie
zwischen dir und deiner Seele wird lebendiger und
intensiver. Das ist ein Wunder und eine Freude in sich!
Genieße es! Du fühlst nun, wie wieder alles in Ordnung
kommt. Du kannst deutlich wahrnehmen, wie gut dir die
Meditation tut. Du tauchst nun ganz in deinen Seelengrund
ein und ruhst dich ein wenig in diesem heiligen und
göttlichen Ort aus. Lass die Liebe wirken! Hier kannst du
mühelos neue Kräfte sammeln, dich ordnen und mit
Zuversicht und frischem Mut aufladen. Hier erhältst du
auch Trost und ein tiefes Verstehen. Dein Vertrauen
wächst. Hier bist du heil, und von dieser Ur-Quelle aus
kannst du deinen ganzen Organismus und dein ganzes
Wesen regenerieren und erneuern. Letztlich erneuerst du
dich selbst aus deiner eigenen Ursprungskraft heraus.
Körper, Geist und Seele kommen wieder in Einklang –
und dies ist nichts anderes als Heilung.

Alles ist jetzt gut. Freue dich darüber und sei dankbar! –
Wenn du deine Meditation beenden willst, sage dir ganz

freundlich doch entschieden, dass du dieses Wohlgefühl
der Übereinstimmung mit dir selbst bewahren willst.
Nimm es mit in deinen Alltag! Lerne, dein ganz
natürliches Leben zu einem heilen, schöpferischen Fluss
werden zu lassen, der stets im Einklang fließt mit dem
großen unsichtbaren Strom Gottes – deinem Seelenstrom.

*Heilung ist ganz natürlich! – In deiner Seele bist du immer
vollkommen gesund.*

Dankbarkeit

Wenn du dich selbst heilen willst oder dir einfach etwas
Gutes tun willst, ist es immer sinnvoll, zuerst einmal ganz
ruhig und bewusst zu dir selbst zurückzukommen. Du bist
natürlich immer bei dir, und doch wandern deine
Gedanken und Vorstellungen manchmal in ganz anderen
Gegenden herum. Erlaube dir also zu entspannen und
kehre entschlossen, doch ruhig und sanft bei dir selbst ein.
Wo bist du? Wie fühlst du dich gerade? Bringe deine
Aufmerksamkeit zu dir selbst zurück und spüre, wie das
ist. Am leichtesten gelingt dies in der Regel dadurch, dass
du auf deinen Atem achtest. Spüre also, wie dein Atem in
dich einströmt und auch wieder ausströmt – ganz
ungezwungen und ganz natürlich.

Achte auf deinen Atem! Der Atem kommt. Der Atem geht.

Lass ihn einfach so fließen, wie er fließen will, und sage
„Ja!" zu deinem Atem. Er ist dein Lebensstrom, der alle
Heilkraft in sich birgt. Im Atem gibt es nur Gutes für dich.

Wenn du eine Weile lang ganz natürlich und bewusst
geatmet hast, werden sich dein ganzer Organismus und
auch dein Geist beruhigen. Eine herrliche Energie wird
sich einstellen. Bewusstes Atmen tut dir einfach gut.
Spürst du es? Achte einmal darauf! Wenn es gelingt,
erfährst du nun eine Ahnung von

Stille
Ruhe
und Frieden.

Denke nun an etwas, wofür du dankbar bist! Vielleicht fällt dir spontan etwas ein. Wenn nicht, lass die Gedanken in deinem Geist etwas spielen und sich bewegen. Vorstellungen tauchen auf – Gedanken, Bilder, Gefühle!

Wofür bist du wirklich dankbar? Was ist gut und wunderschön in deinem Leben? Da gibt es so viel – mehr als du gedacht hast. Wenn du nur einmal nachschaust und es dir bewusst machst, werden dir viele Dinge, Angelegenheiten und Erfahrungen einfallen, für die du aufrichtig dankbar sein kannst.

Sage „Danke!" für all das Gute,
das du erhalten oder erfahren hast!
Sage innerlich „Danke! Danke! Danke!"
Höre gar nicht auf damit!
Sage: „Danke!", dass die Sonne heute wieder
aufgegangen ist!
„Danke!", dass die Wolken am Himmel ziehen!
„Danke!", dass die Blumen blühen und die Vögel singen!
„Danke!", dass du genug zu essen hast!
„Danke!", dass du Freunde hast
und Menschen, die es gut mit dir meinen!
„Danke!", dass du lebst
und dieses Leben wertschätzen und feiern kannst!
„Danke!" „Danke!" „Danke!" ...

Dankbarkeit ist eines unserer wichtigsten Heilmittel. Wir wenden es viel zu wenig an. Eine Stimmung der Dankbarkeit wirkt heilend und erhebend zugleich. Sie bekräftigt all das, was uns wirklich am Herzen liegt. Sie stärkt uns selbst und die Welt, in der wir leben wollen.

*Heilung ist ganz natürlich! – Sei dankbar und voller
Staunen über dich selbst und deine wundervolle Welt!
Dankbarkeit ist die schönste Gabe, die du Gott und deiner
Seele anbieten kannst.*

Körper, Geist und Seele

Unser Leben ist vielschichtig und ausgesprochen geheimnisvoll. Wer sind wir wirklich und was ist unsere Wirklichkeit und unsere Welt? Können wir das überhaupt verstehen? Nun, wahrscheinlich nicht, doch wir können uns natürlich Gedanken darüber machen und versuchen, ein gewisses Verständnis für unsere Existenz zu entwickeln und zu entwerfen. Die ganze Menschheit hat dies immer schon getan. Eine der klassischen Ideen und Sichtweisen, die sowohl im Westen wie auch im Osten gefundnen und erarbeitet wurde, ist die Idee, dass unsere Wirklichkeit grundsätzlich drei Ebenen oder Dimensionen besitzt: *Körper, Geist und Seele*. Was ist gemeint?

Nun, die *körperliche Ebene* wird zunächst einmal von niemandem groß in Frage gestellt. Es ist die physische Wirklichkeit, die wir mit unseren physischen Sinnesorganen auch wahrnehmen und erfahren können. Sie ist so offensichtlich und geradezu selbstverständlich, dass diese physische oder körperliche Ebene bei manchen Denkern und Wissenschaftlern als grundlegend und letztlich einzig gültig angesehen wird. Man versucht alles auf die physikalischen Gesetze zurückzuführen, denen man letztlich unterworfen sei. Alles hat körperliche, physische Ursachen und Gründe.

Die *Ebene des Geistes* betrifft gewissermaßen unsere Psyche, also alle unsere geistigen Fähigkeiten. Dazu gehören Gedanken, Träume, Vorstellungen, Ideen, Ansichten, Meinungen, Intellekt, Glaube und Verstand. Die geistige Ebene ist nicht sichtbar, hörbar und auch mit

physikalischen Methoden nicht nachweisbar. Und doch ist
sie offensichtlich ausgesprochen wirksam, und das hat nun
auch die moderne Medizin erkannt und sogar bestätigt.
Geist und Körper beeinflussen sich gegenseitig. Die so
genannte *Psychosomatik* hat dies ganz klar gesehen und
erforscht nun die Wirkungen, die ein bestimmtes Denken
auf körperliche Prozesse ausübt und umgekehrt. In aller
Regel wird daher auch der Geist als machtvolle und real
existierende Lebensdimension anerkannt und verstanden.
Wie gesagt ist ja die Tatsache, dass man überhaupt etwas
anerkennt und versteht, ein geistiger Vorgang. Kaum
jemand leugnet die Existenz von Gedanken, Vorstellungen
und Überlegungen.

Doch was ist die *Seele*? Der Begriff ‚Seele' ist natürlich
allen bekannt, doch nicht alle wissen, was er bedeutet. In
der klassischen Sichtweise wird mit ‚Seele' die Dimension
bezeichnet, die für das ‚Leben' steht. *Seele ist das, ‚was
den Dingen Leben verleiht'.* Sie ist das Leben selbst. Erst
die Seele gibt den Dingen und auch den Gedanken ihren
Sinn und ihre Bedeutung. In fast allen
Menschheitstraditionen wird die Seele als unser inneres
Wesen und somit unsere innere ‚wahre' Identität
betrachtet. Wir sind Seelenwesen. Körper und Geist sind
letztlich nur Fähigkeiten und Zugaben. Wir sind nicht der
Körper, doch wir nutzen den Körper, um körperliche,
physische Erfahrungen zu machen, und um uns in der
physischen Ebene zum Ausdruck bringen zu können. Wir
sind auch nicht unsere Gedanken, Vorstellungen,
Ansichten und Meinungen, doch wir können Gedanken
und Vorstellungen entwickeln, annehmen oder auch
ablehnen. Wir können eine Meinung vertreten oder auch
verwerfen oder bekämpfen. Die Seele gibt allem erst ihre

Bedeutung, und als Seelenwesen sind wir fähig, irgendetwas für uns als bedeutsam oder als bedeutungslos zu bewerten, ob es sich nun um eine physische oder um eine geistige Angelegenheit handelt. Die Seele ist also unser bewusstes, lebendiges Sein – kurz gesagt: unser *,Bewusstsein'*. In den alten Kulturen wird die Seele in der Regel als göttlich angesehen. Sie besitzt alle göttlichen Eigenschaften oder Qualitäten: Liebe, Frieden (Seelenfrieden), Freiheit, Glück (Glückseligkeit), Weisheit, Schönheit, Gerechtigkeit, Kreativität (Schöpferkraft, Lebenskraft), Freude, Gesundheit (Heil). Dies ist unsere wahre Natur, und wenn wir im Einklang mit diesen ,göttlichen' Qualitäten leben, haben wir den Bogen raus. Dann ist unser Leben erleuchtet, glücklich und erfüllt.

Als Menschen identifizieren wir uns oft sehr stark mit unserem Körper und auch mit unserem Geist – unseren Ansichten, Meinungen, Vorstellungen und Gedanken – doch unsere Identität – unser wahres Sein – ist das nicht. Körper und Geist sind gewisser Weise nur das Equipment, das wir als Seelenwesen und als Menschen zur Verfügung haben. Krankheiten entstehen, wenn wir mit diesem ,Equipment' – mit diesen Möglichkeiten und Fähigkeiten – nicht gut und sinnvoll umgehen. Heilung in diesem Sinn heißt also nichts anderes, als wieder in Einklang mit uns selbst – mit der Seele, die wir in Wahrheit sind – zu kommen.

Die Seele ist unsere spirituelle, göttliche Natur. Sie ist die Ebene, die niemals krank werden kann. Sie ist immer ganz, heil und gesund, und alle Heilung geht daher immer von der Seele oder vom Gottesgrund aus. Wenn wir mit

unserer Aufmerksamkeit einmal ganz in diesen
Gottesgrund oder Wesensgrund eintauchen, können wir
uns erholen, auftanken und regenerieren. Hier ordnen wir
uns und werden ganz natürlich gestärkt. Den Kontakt mit
der Seele wieder bewusst zu spüren und zu fördern, ist
daher das Beste, das wir für uns und unser Heilsein tun
können.

Die physische und auch die psychische Ebene können
verletzt werden oder aus dem Gleichgewicht geraten. Sie
können krank werden. Die spirituelle Ebene – der
Seelengrund – kann nicht verletzt werden. Sie ist, wie
gesagt, der Urgrund unserer Gesundheit. Die spirituelle
Ebene ist heilig und heil. Das Göttliche in uns ist immer
gesund – "kerngesund". Von hier aus fließt uns die
spirituelle Kraft zu, die alle Wunden heilen kann und alle
Sorgen und Ängste auflöst und gegenstandslos macht.

In der Meditation nehmen wir Kontakt zu dieser
spirituellen Ebene auf und werden mit unserem Urgrund –
mit dem „Himmelreich in uns" – wieder vertraut. Ein
bewusster Zugang zu dieser inneren Ebene ist von
entscheidender Bedeutung.

Die spirituelle Ebene ist jedoch bei vielen von uns
überdeckt oder übertönt, und so ist sie zum großen Teil
aus dem Gewahrsein verschwunden. Sie ist dann wie
unsichtbar. Ein solcher Mensch achtet nicht mehr auf sein
Herz. Er spürt es nicht. Manchmal wird die spirituelle
Ebene sogar von einem falschen Denken und
krankmachenden Überzeugungen unterdrückt, ignoriert
oder sogar bewusst geleugnet. So finden Falschheiten in
uns Einlass und können sich in uns entfalten und uns

besetzen. Dies führt früher oder später zu Krankheiten –
zu physischen und psychischen Problemen. Wenn die
Seele jedoch frei ‚durchkommt‘ in unserem Geist und
unserem Körper und ihr Licht in all unsere Ebenen
verstrahlen kann, werden wir uns wieder ordnen können
und unsere natürliche Gestalt finden.

Heilung heißt: Heil werden! Es ist ein lebendiges
Geschehen. Alle Ebenen und Dimensionen unseres Seins
wirken als Ganzes in Harmonie zusammen. Das ist die
ideale Seinsweise. Ein solches Leben macht große Freude
und ist ein Segen für uns selbst und auch für alle anderen.
Was immer unser Einssein mit uns selbst – mit unserer
Seelenwirklichkeit – fördert und stärkt, ist heilsam und
wertvoll.

Der einfachste Weg, einen bewussten Kontakt mit unserer
Seelenwirklichkeit zu finden, ist sicherlich der Atem.
Wenn wir auf unseren Atem achten, können wir den Fluss
des Lebens klar und zweifelsfrei spüren. Der Atem
verbindet spielend und mühelos alle Ebenen, Dimensionen
und Seiten unseres Seins. Im Atem strömt unsere
natürliche Kraft, und so geschehen alle Wunder.

Erwarte also das „Wunder der Heilung“! Verbinde dich
mit deiner Seele und lass alle Widerstände und Vorbehalte
los! Lege deine Bedenken und Zweifel ab und vertraue!
Vertraue deinem Atem! Vertraue deinem Leben! Vertraue
dem Leben überhaupt! Vertraue der vitalen Kraft deiner
Seele, die du in Wahrheit bist!

Versuche also, dir selbst zu vertrauen! Sei freundlich,
wach und gütig zu dir selbst und liebe dich selbst!

Heilung ist ganz natürlich. – Komme in Einklang mit dir selbst und erkenne die Kraft deiner Seele! Liebe dich selbst und lass die Heilung geschehen!

Öffne dein Herz und lass die Liebe fließen!

Entspanne, spüre und lege deine Hände ruhig und freundlich auf die Brust. Spüre in dein Innerstes hinein! Spüre dein Herz! Das Herz ist eine wichtige Quelle der Heilung. Spüre den Herzschlag und die wunderbare, vitale Kraft, die in dir pulsiert! Öffne nun die Hände wieder und lege sie mit den Handflächen nach oben auf die Knie. Dein Atem fließt und dein Herz schlägt. Schließe nun einmal die Augen und stelle dir vor, in deinem Herzen wäre ein Licht, das im Rhythmus deines Herzschlags aufleuchtet und pulsiert. Das Herz ist der Wohnort der Seele. Von hier aus pulsiert das Licht der Seele und verbreitet sich in deinem ganzen Leib. Spüre nun, wie die Strahlkraft dieses herrlichen, reinen Lichtes zunimmt und wirklich mit jedem Herzschlag in all deine Organe – ja in jede deiner Zellen – hineinströmt. Das ist ein herrliches Gefühl! Es belebt und erfrischt dich ganz mühelos. Dein Herz schenkt dir Zuversicht und guten Mut. Spüre es jetzt! Alle Heilkraft fließt dir bedingungslos zu. Sie fließt ungehindert und frei. Nimm dir etwas Zeit, beobachte und spüre! Wertschätze das, was hier geschieht! Es ist ein echtes Wunder. Sei dankbar für die Heilkraft deiner Seele! Sie ist reine Liebe, reine Güte und reine Göttlichkeit. Liebe, Glückseligkeit und Weisheit fließen und strömen unaufhörlich in dir. Das ist vollkommen natürlich und auch sehr heilsam und gesund. Lass es also zu!

Mit deinem Geist kannst du die Heilkraft auch ein wenig steuern. Lenke sie einmal gezielt zu einem Ort, an dem sie ganz besonders gebraucht wird. Beobachte dies! Sei

spielerisch und unbesorgt! Wenn dir dies nicht sofort
gelingt, kannst du es üben und trainieren, wenn du willst.
Lass es eine Freude und eine interessante, wohltuende
Erfahrung für dich sein!

*Heilung ist ganz natürlich. – Öffne dein Herz und lass die
Liebe strahlen und fließen! Erlaube dir Gesundheit,
Frohsinn und lebendigen, wohltuenden Frieden!*

Einfach sein!

Zur Heilung brauchst du im Grunde keine besonderen
Mittel. Wenn du Medizin, Übungen oder Therapien nutzen
willst, dann tu dies natürlich, doch die wahre Heilung
geschieht letztlich immer aus deinem natürlichen Sein
heraus. Alles andere sind nur Hilfsmittel, die den Prozess
der Heilung unterstützen und fördern sollen.

Nimm dir etwas Zeit und schließe deine Augen! Lenke die
Aufmerksamkeit auf deinen Körper und lass dich ganz in
ihn ein. Spüre, wie gut das ist! Du musst gar nichts tun.
Sei einfach da! *Sei einfach!* Jede Zelle deines Körpers
wird nun mit Bewusstheit, Seligkeit, Liebe und Licht
erfüllt. Hier geht es darum, *einfach nur da zu sein –
freundlich, liebevoll, spürend, entspannt und zugleich
präsent* – nichts weiter. Du musst nicht dies oder jenes
sein, sondern einfach nur *sein*. Spüre dein lebendiges,
vibrierendes, atmendes Sein und sage „Ja!" zu dir selbst!
Freue dich an diesem schlichten und doch so unendlich
wunderbaren Sein! Entspanne nun noch etwas mehr und
tauche tiefer ein in dein göttliches Sein! Verschmilz mit
dir selbst! Lass los und genieße! Fühle, dass du aufrichtig
willkommen bist in dir selbst! Du atmest. Du strömst. Du
fließt. Du bist ganz entspannt mitten in deiner eigenen
lebendigen Gegenwart. Du bist einfach da. Du atmest und
lebst. Von allen Seiten wirst du gesegnet – ganz schlicht,
ganz natürlich. Du musst wirklich nur da sein und
zulassen, was nun geschieht. Erlaube es dir! Genieße
deine Erholung und Regeneration! Das ist die
grundlegendste Heilung, die überhaupt möglich ist.

Heilung ist ganz natürlich! – Sei einfach und lass die Heilung geschehen!

Das Wunder der Heilung – Inspirationen für den Weg 3

Spüre den Frieden und die Zuversicht deiner Seele! Wenn du die sanfte Kraft des Friedens in dir spürst, lösen sich deine Ängste, Sorgen und Zweifel von selbst auf. Dein Geist klärt sich, und du wirst vollkommen gesund. *In der Stille und im Frieden geschieht Heilung* – Entspanne also! Verbinde dich mit der göttlichen Kraft des Friedens!

In dir wirkt eine Kraft, auf die du dich voll und ganz verlassen kannst. Du magst sie 'Leben' oder 'Seele' nennen – oder einfach 'Gott'. Die Namen sind nicht wichtig. *Vertraue also und sei guten Mutes!* Stimme dich ein in diesen Grund und lass dich tragen und erneuern! Hier wirst du geheilt, geliebt und inspiriert. Nur hier erfährst du wahres Glück.

Lass deine Seele lächeln! Lass deine Seele singen! Lass deine Seele tanzen und die herrlichsten Träume und Werke hervorbringen, denn sie ist ausgesprochen schöpferisch und verspielt. Doch vor allem: *Lass deine Seele lieben!* Die Liebe ist ihr wahres Zuhause und ihr Metier. Wenn du voller Liebe bist, kann deine Seele dich ganz und gar erfüllen und verzaubern.

Für die Seele spielt der Tod überhaupt keine Rolle. Der Körper wird in seine Elemente zerfallen und der Erde zurückgegeben, deine Lebenskraft und Vitalität jedoch fließen zurück in den Seelengrund, um von dort erneut ausgeatmet zu werden und sich neu zu inkarnieren. Die

Seele pulsiert und atmet und ist immer präsent. Dein ‚Ich'
versteht dies nicht und hat daher etwas Angst.

Stelle dir einmal vor, dir gehe es absolut hervorragend!
Du bist von allen Schwächen und Krankheiten geheilt.
Gesund, kraftvoll und wunderschön stehst du im Licht und
genießt dieses herrliche Gefühl. Unversehrt, stimmig und
eins mit dir selbst spürst du dein Leben und deine ganze
Existenz. Alles ist in Ordnung! Alles ist gut! – Stell es dir
einfach vor und erkenne, wie heilsam und wohltuend
dieses Bild für dich ist!

Wenn dein Geist offen und voll Vertrauen ist, wirst du
jeden Tag neue Wunder erleben. *Vertrauen ist wie Magie.*
Dein ganzes Leben wird leicht, und du kannst staunen und
dich freuen. Freue dich also und vertraue der Weisheit und
Macht des Lebens! Vertraue auch dir selbst! In deinem
eigenen Herzen leuchtet und wirkt die Weisheit Gottes.

Mache dir gute Gedanken und freudige Bilder und
Eindrücke zur Gewohnheit! Denke oft – und noch viel
öfter – an das, was du wirklich willst. *Denke an Liebe,*
Freiheit und Gelingen – und bleibe stets heiter! Denke an
Heilung! Du kannst das bewusst üben. Du hast die
Weisheit und Kraft dafür. So erzeugst du eine wohltuende,
hilfreiche Energie – eine herrliche Stimmung – die dich
tragen und ermutigen wird.

Schau nach vorn! Sieh und spüre, wohin du willst! Schau
nicht zurück, es sei denn, deine Vergangenheit versorgt
dich mit Kraft und Ermutigung für deinen Weg. *Folge*
deinem Herzen und bleibe nicht hängen bei all den alten
Angelegenheiten und Problemen! Wirf deine Ketten ab

und mach einen Schritt in deine Zukunft! Die Kraft dazu
ist dir zu eigen.

Heilung ist einfach.
Heilung ist ganz natürlich.
Lass die Heilung geschehen!

Bewusstsein und Freiheit

Bewusstsein ist die Grundlage allen Lebens. Doch wie ist unser Bewusstsein eingestellt? Worauf richten wir unseren Blick? Nach welchen Vorgaben arbeiten wir? Was ziehen wir zu uns heran und was stoßen wir von uns ab? Gibt es Dinge oder Ereignisse, die uns gar nicht bewusst werden, weil wir einfach nicht wach oder sensibel genug sind? Spüre doch einmal in deinem Herzen nach! Mach es dir bewusst! Wenn dir etwas bewusst geworden ist, kannst du es auch ändern.

Hier gibt es eine sehr einfache und klare Regel: Das, was du mit deiner Aufmerksamkeit berührst, wird von dir energetisiert und gestärkt. Es wächst gewissermaßen. Du lädst es mit Bedeutung auf und gibst ihm Kraft und Gewicht. Je mehr Aufmerksamkeit du einer Angelegenheit widmest, umso mehr Raum nimmt sie in deinem Leben ein und umso machtvoller bestimmt sie dein Lebensgefühl. Daher ist es so wichtig, dir darüber bewusst zu sein, auf was du deine Aufmerksamkeit richtest, denn genau das ziehst du an und wirst du schließlich auch bekommen. Gleiches zieht Gleiches an. Wie du in den Wald hineinrufst, so schallt es zurück. Es wird zu einem Teil deiner Lebenserfahrung. Wenn du viel an Krankheit denkst, wirst du krank. Wenn du viel an Gesundheit denkst, kannst du dich heilen und fühlst dich gesünder. *Du bekommst das, auf was du deine Aufmerksamkeit richtest.* Das ist das Gesetz allen Lebens.

Hier ist es allerdings wichtig zu verstehen, dass dieses Prinzip oder Gesetz (das ‚Gesetz der Anziehung‘) nicht so

sehr auf den Worten und Bildern beruht, die du in deinem
Geist wahrnimmst, sondern eher auf den Gefühlen,
Schwingungen und Vibrationen, die durch dein Denken
und Betrachten entstehen. Natürlich verlocken dich
bestimmte Worte und Vorstellungen zu bestimmten
Gefühlen. Die Bedeutungsschwingungen werden hier
aktiviert. Wenn dir das Prinzip klar ist und du lernst,
voller Achtsamkeit und Bewusstheit mit deinen Gefühlen
umzugehen, kannst du es leicht verhindern, dass
ungünstige, unangenehme und krankmachende
Schwingungen in dir entstehen und dich besetzen.
Umgekehrt kannst du nun ganz bewusst positive,
lebensbejahende, heilsame Schwingungen in dir erzeugen.
Dies ist wirklich die Kunst und Fähigkeit deines
Bewusstseins. Du bist weder den Gedanken noch
irgendwelchen Vorstellungen willenlos ausgeliefert. Bitte
mach dir dies klar!

Inspiriere dich selbst!
Du bist es, der entscheidet,
was du denken willst und was nicht.
Du bist es, der entscheidet,
was du dir vorstellen willst und was nicht.
Du bist der „Denker" in deinem Geist.
Du bist lebendiges Bewusstsein –
intelligent, weise und frei.
Du kannst selbst entscheiden,
in welche Richtung du schauen willst.
Nutze diese Fähigkeit und lerne,
sie noch besser und gezielter zu handhaben!

Wenn du etwas Negatives oder Enttäuschendes siehst,
hörst oder sonst wie erfährst, kannst du dich sofort

entscheiden, darauf positiv und nicht negativ zu reagieren.
Wenn du wach und bewusst bist, kannst du dich dazu
entscheiden, dieser Angelegenheit mit Zuversicht,
Optimismus und Vertrauen zu begegnen. Du bist hier
vollkommen frei. Tu dies also! Lass dich nicht
entmutigen! Lass dich nicht entmachten! Mache dir deine
Freiheit bewusst! Erkenne dies und nutze deine Freiheit!

Blicke also stets in Richtung Heilung, Freude und Licht!
Wenn du dies willst, kannst du es auch tun. Freue dich an
deiner Aufmerksamkeit und deiner Kraft! Habe Vertrauen!

*Heilung ist ganz natürlich! – Weil du wach und frei bist,
kannst du dein Leben selbst bestimmen. Entschließe dich
zur Gesundheit, zur Freude und zu einem liebevollen,
erfüllten Leben!*

Das Licht Gottes

Licht ist eines der schönsten und bedeutsamsten Symbole für Bewusstsein. Ein ‚Erleuchteter' ist einfach ein bewusster Mensch. Er ist wach und hat sich in seiner Tiefe erkannt und akzeptiert. Das Leben strahlt in einer natürlichen, feierlichen und göttlichen Weise in ihm. Ein ‚Erleuchteter' ist heil und ganz. Er ist ein Heiliger – ein Segen für sich selbst und für die Welt.

Wir alle haben dieses Potenzial. Wir alle sind heilig und in unserem wahren Wesen heil, göttlich und vollkommen gesund. Wenn wir dies erkennen und bewusst leben, sind wir im Einklang mit unserer inneren, göttlichen Natur. Alle Lebewesen sind in diesem Sinne ‚Kinder Gottes' – oder ‚Buddhas'. Wir alle sind wunderschön und voller Licht. Wir müssen es nur erkennen.

Viele Heilungsweisen beinhalten daher die Arbeit mit dem göttlichen Licht. Jeder Mensch hat einen natürlichen, intuitiven Zugang dazu. Nutze dies also für dich selbst! Licht ist wie ein Archetyp für göttliches Bewusstsein. Du kannst es leicht aktivieren und dich so ganz einfach mit deiner inneren Natur verbinden. Stimme dich also in das Licht der Heilung ein und lass dein göttliches Wesen in dir wirken! Sprich folgendes Gebet:

Möge der Himmel, die Erde und der ganze Kosmos
all meine Sorgen, Schmerzen, Verblendungen
und alle Hindernisse von mir nehmen
und sie in Licht und Verstehen verwandeln!
Möge die Kraft der Heilung ungehindert in mir wirken!

Gönne dir nun etwas Ruhe und lass dich an einem stillen und ungestörten Platz nieder. Wenn es dir möglich ist, sitze aufrecht wie bei einer Meditation. Nun schließe deine Augen und spüre in dich! Gib einen Segen in dich selbst hinein und entspanne. Alles ist jetzt gerade so, wie es jetzt ist. Erlaube dies! Lass es zu! Vielleicht spürst du deinen Körper noch etwas und wahrscheinlich tauchen auch einige Gedanken und Bilder in deinem Geist auf. Lass es geschehen und kämpfe nicht dagegen an, doch bleibe entspannt und lass alles, was da kommt, immer wieder los. Stelle dir nun vor, dass du von einem wunderbaren, heiligen Licht umgeben bist. Du befindest dich wie in einer Wolke aus köstlicher, heilender, lichtvoller Energie.

Spüre nun deinen Atem! Atme diese lichtvolle Kraft ein und wieder aus! Lass dich vom Licht Gottes ganz durchfluten und durchdringen. Jede deiner Zellen trinkt das Licht und wird so gereinigt und gestärkt. Lass dir Zeit! Gib dich diesem Licht einfach hin. Es ist ein wunderbares Gefühl. Genieße und spüre, wie die Heilung gelingt! Du fühlst dich nun schon herrlich erfrischt und regeneriert. Es tut einfach gut, hier zu sein und die heilende Kraft wirken zu lassen. Große Dankbarkeit steigt in dir auf. Ein Wunder ist geschehen – das Wunder der Heilung.

Ein Netzwerk guten Willens

Alle Lebewesen werden aus dem Urgrund göttlicher
Wirklichkeit und göttlichen Bewusstseins geboren. Hier –
in Gott – sind alle zutiefst miteinander verbunden und
sogar eins. Jeder ist Teil jedes anderen und alle leben und
wirken ineinander. Das göttliche Bewusstsein ist
unendlich kreativ und besitzt ein unerschöpfliches
schöpferisches Potenzial. Es ist daher nicht verwunderlich,
dass Gott das Erschaffen und Gestalten liebt. Er will sich
zum Ausdruck bringen. Die göttliche Natur tritt also
unaufhörlich in der Schöpfung in Erscheinung. Jedes
Lebewesen ist eine Seinsweise Gottes – ein Sohn oder
eine Tochter Gottes, wenn man dies so sagen will. Das gilt
natürlich nicht nur für Menschen. Auch Tiere, Pflanzen
und die ganze Existenz sind auf ihre eigene, schöpferische
Weise göttlich und lebendig.

Wenn sich das allumfassende Bewusstsein jedoch eine
Gestalt gegeben hat, beziehungsweise eine bestimmte
Seinsweise angenommen hat, ist es in dieser Seinsweise
natürlich etwas beschränkt. Es hat gerade diese Form
angenommen, die es nun einmal angenommen hat.
Ursprünglich ist es vollkommen frei und gewissermaßen
unfassbar, doch sobald es in Erscheinung tritt oder
geboren wird – und das gilt auch für die geistige Ebene –
begrenzt es sich ein wenig durch seine Besonderheit, die
diese Form oder Gestalt nun einmal ausmacht. Im Inneren
ist es nach wie vor vollkommen frei, doch die Gestalt, in
der es nun auf den Plan getreten ist, wird durch ihr
spezifisches Sosein und ihr einzigartiges Dasein bestimmt.
Nur auf diese Weise kann es zu der Fülle und dem

überschwänglichen Reichtum der Schöpfung mit all ihren
Formen, Gestalten und Lebensweisen kommen.

Jeder Mensch – auch du natürlich – ist eine Seinsweise des
göttlichen Bewusstseins. Freu dich darüber! Du bist
göttliches Bewusstsein und hast dir freiwillig und sehr
schöpferisch genau die Gestalt entwickelt, als die du
gerade lebst. Deinen freien göttlichen Willen hast du dabei
keineswegs verloren, und die Gestalt, die du geworden
bist, ist sehr flexibel und verändert sich auch unaufhörlich,
wie du ja weißt. Es ist einiges möglich, nicht wahr? Sehr
viel sogar! Du kannst hier Erfahrungen sammeln, die kein
anderes Lebewesen erfahren kann, einfach, weil du
einzigartig bist. Sei also ruhig etwas stolz auf dich und
freue dich an deinem Sosein, denn es ist wirklich
göttlicher Natur.

Indem du nun als ein Mensch mit einem physischen
Körper hier auf der Erde geboren bist, kannst du auch
physische, irdische und wirklich sehr einmalige und
außergewöhnlich interessante Erfahrungen machen.
Genieße das! So eine Gelegenheit ist ausgesprochen
wertvoll. Sie ist wirklich eine unglaubliche Chance, die so
nicht wieder kommt. Sage also „Ja!" zu deinem Leben hier
als Mensch mit deinem Körper aus Fleisch und Blut – und
sage „Ja!" zu dir als gerade diesem Menschen, zu dem du
geworden bist! Niemand ist wie du und niemand erfährt
die Welt wie du. Ist dir das bewusst? Hier hast du
unglaubliche Möglichkeiten, aber auch eine herrliche und
wunderbare Verantwortung. Denn du entscheidest ja, wie
du leben möchtest und dich nun weiterhin gestalten willst.

Jede Erfahrung, die du machst, verändert und prägt dich
ein wenig. Du reifst – einfach indem du lebst. Du wirst
reicher und immer erfahrener – auch durch schwierige,
anstrengende und so genannte ‚negative' Erfahrungen, wie
zum Beispiel Krankheiten. Wenn du bereit bist, aus allem
zu lernen – auch aus den Schwierigkeiten, die du erfährst
– hast du einen großen Vorteil. Letztlich gereicht dir alles
zum Guten, denn durch deine Erfahrungen, die du in
deinem Leben machst, weißt du nun, wie so etwas ist. Du
hast es gewissermaßen am eigenen Leib erfahren, und
wenn du nun jemandem begegnest, dem gerade etwas
Ähnliches geschieht, kannst du ihn besser verstehen. Es
fällt dir dann ganz leicht, dich in diesen Menschen
hineinzuversetzen und dich in seine Lage einzufühlen.
Dieses Verstehen und Mitfühlen deinerseits helfen dem
anderen in aller Regel sehr. Erinnere dich: Wir alle sind
‚Kinder Gottes' beziehungsweise Seinsweisen göttlichen
Bewusstseins. Wir sind Brüder und Schwestern, die
gemeinsam auf dem Weg sind – jeder in seiner Weise.

Es gibt also Ähnlichkeiten und Unterschiede, doch im
Innersten sind alle eins. Das ist so wie bei einem
lebendigen Organismus. Es ist ein Leib, doch wenn man
ihn verstehen will, muss man alle Organe, Gliedmaßen
und Zellen mit einbeziehen. Alles unterstützt und hilft sich
gegenseitig. In einem gesunden Organismus ist es gerade
so. Da gibt es keinen ‚Kampf ums Überleben' zwischen
den verschiedenen Organen – auch keine Ausbeutungen
und Drangsalierungen. Das wäre doch vollkommen
unsinnig und falsch! Es wäre krank, und manche
Krankheiten sind gerade so. In einem gesunden
Organismus unterstützen sich die Organe, ohne jedoch
ihre Eigenart und Besonderheit zu verlieren. Sie sind ja

gerade deshalb so wertvoll, weil sie so unterschiedlich
sind und auch unterschiedliche Fähigkeiten und Talente
besitzen. Und doch spüren sie sich gegenseitig und fühlen
gewissermaßen ineinander. Wenn ein Organ verletzt
wurde oder einen Schaden erleiden musste, versuchen die
anderen Organe sofort zu helfen und zu heilen – je nach
ihrem Vermögen. Sie arbeiten als ein Team – als eine
lebendige Gemeinschaft – zusammen. Das macht
vollkommen Sinn und ist gesund.

Betrachte dich selbst doch einmal als ein Organ oder eine
Zelle in einer größeren Gemeinschaft. Du lebst vielleicht
in einer Partnerschaft, in einer Familie oder bist auch in
anderen Gruppen, Vereinen oder Gemeinschaften
integriert. Du bist Mitglied einer bestimmten Gesellschaft,
eines Volkes und überhaupt der Menschheit des Planeten
Erde. Du lebst hier und es ist daher ausgesprochen
sinnvoll, wenn wir mitfühlend, liebevoll, verständnisvoll
und heilsam miteinander umgehen. Letztlich sitzen wir
alle im selben Boot, und es ist absolut angebracht und
eben auch vollkommen natürlich und gesund,
wohlwollend und freundlich zueinander zu sein. Wir
sollten uns unterstützen und die Herausforderungen, denen
jeder Einzelne ausgesetzt ist, gemeinsam in eine gute,
‚menschliche‘ Richtung entwickeln und gestalten. Heilung
ist ein schöpferischer Prozess, den niemand alleine –
isoliert und nur für sich – leisten kann. Alle sind hier
gefragt. Wir müssen miteinander arbeiten und wirken –
nicht gegeneinander. Ich denke, das ist vollkommen klar.
Feindschaft, Gegnerschaft und Spaltung schwächen.
Freundschaft heilt.

Jeder von uns lebt also in einem Netz von Beziehungen, und jedes Wesen meint es im Grunde gut mit uns. Es ist ein "Netzwerk des guten Willens", wie man im Buddhismus zuweilen sagt. Wenn wir versuchen, das Gute und Göttliche in uns selbst zu erkennen, dann können wir auch das Gute und Göttliche im anderen sehen und wertschätzen. Im Innern sind wir alle verbunden und eins. Jeder Mensch – ja, jedes Lebewesen – hat eine unglaubliche, ganz einzigartige Gabe, die es der Welt darbringen kann. Wir sind alle miteinander verbunden und sollten uns daher gegenseitig unterstützen, tragen und gegebenenfalls auch heilen. Wir beschenken und inspirieren uns ja auch. Ja, wir werden sogar unglaublich reich voneinander beschenkt. Es ist wirklich wichtig, dies zur Kenntnis zu nehmen und es auch wertzuschätzen. Es macht also großen Sinn, wenn wir beginnen, unsere Beziehungen zu heilen und in einer gesunden, sinnvollen Weise schöpferisch und liebevoll miteinander umzugehen. Unser Miteinander soll Freude bereiten. Es kann ein unglaublich herrlicher, kreativer Spaß und eine große Freude für uns sein – und natürlich noch viel mehr als das.

Stelle dir einmal vor, dass nach und nach all deine Freunde und auch andere Lebewesen zu dir kommen, und dir liebend und voller Freude ihre Gaben anbieten. Sie schenken dir ihre Essenz. Sie stärken, inspirieren und ermutigen dich. Stelle dir vor, wie Menschen – und wenn du willst auch Tiere – vor dich treten, und dir Licht schenken. Lass es eine herrliche und erstaunliche Fantasie sein! Das Licht, das sie in ihren Herzen tragen und in ihren Händen halten, überreichen sie dir gerne und voller Freude. Es ist ein Fest! Es ist so, als hättest du Geburtstag, und jeder bringt dir etwas ganz außerordentlich

Wunderschönes. Wie in einer heiligen Magie dringt dieses
Licht nun in dich ein und verschmilzt mit dir. Du wirst
erleuchtet, ermutigt und gestärkt. Alle tragen zu deiner
Heilung bei und du kannst deutlich spüren und
wahrnehmen, wie gut es alle mit dir meinen. Es ist eine
wundervolle Erfahrung – ein Mysterium und ein wahrhaft
göttliches, heiliges Geschehen.

Nun taucht in dir ganz spontan der Wunsch auf, auch
deinen Freunden etwas Gutes zu tun. Auch du willst ihnen
Liebe, Freude, Begeisterung, Heilung und Licht schenken.
Auch du hast viel zu geben – ein Licht und eine Liebe, die
kein anderer geben kann. Tu dies also und gib! Gebe und
empfange!

Sprich folgende Worte:

*"So wie ich mir Heilung und Wohlsein wünsche,
wünsche ich auch euch Heilung und Wohlsein!
Ihr habt mir so viel Gutes getan.
Ich will euch dasselbe tun!"*

*„Ich gebe dir mein Herz! Ich gebe dir meine Liebe!
Ich empfange dein Herz! Ich empfange deine Liebe!"*

*„Ich gebe euch mein Herz! Ich gebe euch meine Liebe!
Ich empfange euer Herz! Ich empfange eure Liebe!"*

Liebe heilt! Liebe ist die größte und wunderbarste Heilerin
und Heilkraft, die es gibt. Wenn du willst, kannst du beim
Sprechen dieser Worte Deine Hände auf deine Brust und
dein Herz legen. Beim Geben öffne nun deine Arme und
verschenke deine Liebe, dein Wohlwollen und deine

Freude. Beim Empfangen führe langsam und voller
Dankbarkeit deine Arme und Hände wieder zurück zu
deiner Brust. Nimm all das Gute in dich auf! Tu es
mehrmals, wenn du willst. Du wirst merken, dass sich eine
ganz zarte, feine, hochschwingende Herzens- und
Liebesenergie einstellen und bilden wird. Das ist so
kostbar und wertvoll wie nichts anderes auf der Welt.
Liebe ist Gott. Erinnere dich daran!

*Heilung ist ganz natürlich! – Empfange und verschenke
Liebe aus freiem Herzen! Halte dich nicht zurück! Liebe
heilt!*

Liebe heilt!

Liebe und Mitgefühl – das sind die größten Heilkräfte und die einzig wahre Medizin, die wirklich hilft. Liebe und Mitgefühl machen die Menschen zu Freunden, zu Weggenossen und eben zu Liebenden. Und so soll es auch sein.

Wenn du die Liebe frei strömen lässt, geschehen Wunder! Die Liebe selbst ist ein Wunder, und wenn sie durch die Verbindungen, die du mit deinen Freunden und der Welt hast, fließen und strömen lässt, ordnet sich alles zum Guten und die Heilung gelingt. Doch liebe auch dich selbst. Begegne dir mit Wohlwollen, Freude und Begeisterung und erfülle dein ganzes Wesen mit Liebe! Öffne dich also und verschmilz mit der Liebe! Spüre nach allen Seiten und fühle einmal, wie das ist! Wenn du voller Liebe bist und die Liebe frei in dir wirken kann, wirst du Freude und Erfüllung finden. Liebe ist die Natur deines Wesens. Du schließt Freundschaft mit dir selbst und mit allen anderen. Welch ein großartiges Fest!

Sprich folgende Sätze:

Alle Menschen suchen nach Liebe – so wie ich.
Alle Menschen suchen nach Freude
und Erfüllung – so wie ich.
Alle Menschen suchen nach Heilung – so wie ich.

Auch wenn mein Geist weit reisen mag,
bis über die Meere und Berge,
bis hin zur Dämmerung und in die Nacht,

bis an die Enden der Welt
und sogar in den unendlichen Kosmos hinein –
komme ich jetzt zurück zu mir
und nehme in mir Platz,
damit ich leben kann
in Freude, Weisheit und Kraft!
Frieden und Güte erfüllen mich
und die Liebe ordnet meinen Geist.
Ich bin offen und habe keine Grenzen,
und doch bin ich jetzt hier.
Ich bin mitten in der Liebe
und Liebe heilt!

Wenn du willst, dann sprich diese Worte jeden Tag wie
ein kleines Gebet und wie eine Ermutigung und
Erinnerung, die du dir selbst schenkst. Erinnere dich:
Liebe ist Gott und du bist niemals von der Liebe getrennt!

Heilung ist ganz natürlich! – Du bist mitten in der Liebe,
und Liebe heilt!

Ich sage „Ja!" zu mir selbst!

Nur wenn du dich annimmst und liebst, so wie du wirklich
bist, kann wahre Heilung geschehen. In deinem
natürlichen Sein bist du vollkommen gesund. Krankheiten,
Unwohlsein, Schmerzen und Leid können sich nur dann
einstellen, wenn deine göttliche Natur sich nicht mehr
unverstellt und frei bewegen kann. Sie sind
Verkrampfungen, Verzerrungen, Verletzungen von dem,
was du in Wahrheit bist. Heilung ist also nichts anderes als
eine Rückkehr zu dir selbst – zu dem, der du im Innern
bist. Entkrampfe dich also, Entspanne und lass das, was
dich unglücklich und krank macht, los! Nimm dich in
deinem ursprünglichen Sosein an und freue dich an dir
selbst! Vertraue dir selbst! Liebe dich selbst! Lass dich
von deinen Schwierigkeiten nicht täuschen. Lass dich
nicht von deiner Schönheit und Natürlichkeit trennen!
Kehre zu dir selbst zurück und akzeptiere dich voller
Selbstliebe, Begeisterung und Freude!

Sprich folgende Worte:
Ich akzeptiere mich so, wie ich bin!
Ich nehme mich an
als dieser wunderbare Mensch, der ich bin!
Ich freue mich, dass ich so bin, wie ich bin!
Ja, ich bin sogar sehr stolz auf mich!
Ich bin ein Kind Gottes,
und es ist gut, dass ich so bin, wie ich bin!
Danke, dass ich gerade so geschaffen wurde!
Das ist herrlich und wirklich eine Ehre!
Ich liebe all das, was ich bin!
Ich bin ein Kind des Lichtes und der Liebe!

Ich bin von Natur aus gut, wertvoll und wunderschön!

Wenn wir uns in unserem natürlichen Sosein annehmen, kehrt Friede und Harmonie in uns ein – Lachen und Liebe. Tu es also! Das macht die Heilung ganz leicht. Nimm dich in deiner Ganzheit an – so, wie du bist – und sage „Ja!" zu dir selbst! Betrachte dich mit Hochachtung und großem Respekt. Du besitzt Talente und Gaben, die kein anderer Mensch besitzt. Nur du kannst die Welt so sehen, wie du sie siehst. Das ist doch großartig, nicht wahr? Es ist wirklich eine Ehre und eine große Freude, gerade so zu sein. Es ist ein Privileg.

In jedem Menschen brennt eine heilige Flamme göttlicher Kraft. Spüre diese Flamme und sieh dieses Licht! Es ist jetzt da. Dein Körper ist ein Feld heiliger Energie und göttlicher Weisheit. Die Kraft deiner Seele ist stets gegenwärtig. Sie will wahrgenommen werden. Deine Seele will in dir atmen, tanzen und leben – gerade deshalb, weil du der Mensch bist, der du bist. Sie ist das Leben selbst, und das Leben liebt dich. Es will sich in dir und durch dich erfahren – gerade so. Welch ein Abenteuer das ist! Welch eine Gnade!

Indem du lebst, erschaffst du auch deine Wirklichkeit und deine Welt. Bejahe dich selbst als bewusster Miterschaffer der Natur und des Kosmos. Du bist schöpferisch. Weil du so bist, wie du bist, bringst du viel Gutes in die Welt. Du inspirierst und erfreust viele Menschen und auch andere Wesen, einfach, weil du da bist und dein Leben lebst. Deine Selbstbejahung öffnet alle deine Poren und gibt dir Vertrauen. Feiere dich selbst! Du musst wirklich nicht so sein, wie die anderen. Sei du selbst und bleibe dir treu!

Spiele wie ein Kind! Singe und tanze! So macht es Spaß
und Freude.

*Heilung ist ganz natürlich! – Wenn du dich annimmst und
liebst, so wie du bist, bist du gesund.*

Das Wunder der Heilung – Inspirationen für den Weg 4

Die Quelle der Heilung fließt und sprudelt in dir selbst. Spüre doch die frische und erfrischende Kraft, die dir so nahe ist! *Trinke aus dieser Quelle und lass die Heilkraft in dir wirken!* Das Licht des Lebens funkelt in jedem Augenblick, und die Pracht und Schönheit deiner Existenz verzaubert die ganze Welt. Lass dich vollkommen von der Quelle der Heilung und der Liebe durchfluten!

Dein Körper und auch dein Geist können heftig verletzt und auch entstellt werden. Sie müssen sich immer wieder neu ordnen und zu deinem Wohl ausrichten. Sie bedürfen der Regeneration und Heilung *Deine Seele jedoch ist reines, göttliches Bewusstsein. Hier bist du immer heil und unversehrt.* Göttliche Kraft pulsiert und fließt in deinem Seelengrund und versorgt alle Ebenen und Schichten deines Wesens mit neuer Kraft und Inspiration.

Deine Seele ist dein inneres Wesen. Sie trägt dich ohne müde zu werden und versteht dich vollkommen. Wann immer du Trost brauchst und der Heilung bedarfst, wird sie dich trösten und heilen. *Stimme dich auf sie ein!* Erkenne, wer du in Wahrheit bist! *Du bist ein Seelenwesen,* das voller Freude über einen Körper und einen Geist verfügt.

Die Träume deines Geistes sind voller Schöpferkraft und herrlicher Ideen. *In deinen Träumen ist alles möglich – wirklich alles!* Entdecke dieses Potenzial und werde dir deiner Freiheit und Schönheit bewusst! *In deinen Träumen*

*kannst du fliegen. Du kannst glücklich sein und dich
heilen, wenn du es nur willst.* Du bist vollkommen frei.

*In deinen Träumen versuchst du Ausgleich, Balance und
Ermutigung zu finden.* Oft müssen alte, unerledigte Dinge
erst einmal abgearbeitet und verdaut werden, doch
*manchmal tauchen auch Träume in dir auf, die einfach
wundervoll sind – erfrischend und voller Kraft.* Erinnere
dich an solche Träume! Halte sie in Ehren! Sie werden
dich aufrichten und schenken dir Heilung

Die Quelle der Liebe ist dein eigenes Herz! Nimm dir Zeit
und spüre tief in dich hinein! *Atme langsam und ruhig ein
und aus und spüre die Liebe zu dir selbst!* Spüre nun die
Liebe zum Leben – zu deinem eigenen Leben und zum
Leben überhaupt! Ist es nicht wundervoll, jetzt lebendig zu
sein? Oh ja, das ist es in der Tat! Spüre nun die Liebe zu
deiner Welt! Segne deine Welt und segne All-das-was-ist!
*Mit jedem Atemzug und jedem Herzschlag kannst du dich
selbst, dein Leben und die ganze Welt segnen und heilen.*

Deine Zellen und auch deine Organe stehen in einer
stetigen Verbindung mit der Intelligenz, Weisheit, Kraft
und Güte des Universums. *Die Schöpfung ist göttlich –
durch und durch – und eine unfassbare, heilige Energie
durchdringt jedes Lebewesen und jede Zelle.* Du befindest
dich mittendrin in dieser Kraft, und wirst auch
vollkommen von ihr durchdrungen. Diese universelle
Energie hat die Fähigkeit, dich zu ermutigen und zu
heilen.

*Erschaffe in dir eine Atmosphäre, in der du dich wohl
fühlst!* Gestalte ein Klima in deinem Geist, das heilsam,

liebevoll und freundlich ist! *Denke gute Gedanken!*
Überprüfe deine Ansichten und Überzeugungen und gib
nur den Ideen und Vorstellungen Raum und Zeit, die dich
stärken und zum Guten inspirieren. *In einer liebevollen,
menschlichen Atmosphäre können Wunder geschehen.
Heilung ist ganz natürlich.*

*Vertraue der positiven Kraft der Natur und vertraue der
Macht Gottes!* So kannst du die Heilung wirkungsvoll
unterstützen. *Vertraue auch dir selbst, denn aus deinem
eigenen Herzen entspringt ein erfrischender Strom
kosmischer Energie.* Lass deine Enttäuschung jetzt los!
Lass deinen Ärger, deine Frustration und dein Misstrauen
einfach los! Du brauchst es nicht mehr. Lass all das
Negative von dir abgleiten und verbinde dich wieder mit
der heilenden Kraft des Friedens, der Liebe und der Natur!
In der Natur findest du zu dir selbst.

Im Raum der Stille wirst du dich erholen. Hier fallen alle
Lasten ab. Falschheiten, Sorgen und Verblendungen
finden hier keinen Halt und lösen sich einfach auf. Das
Licht jedoch – die Güte und Schönheit deines Lebens –
können in der Stille leicht bestehen. Sie werden strahlen
und sich entfalten. *Betritt den Raum der Stille und spüre
die Heilung, die nun geschieht!*

Heilung ist einfach.
Heilung ist ganz natürlich.
Lass die Heilung geschehen!

Vertrauen

Unser Leben spielt jenseits der Angst. Es kennt keine Angst. Nur unser kleines Ego hat Angst, aber nur dann, wenn es noch nicht gelernt hat, dem größeren Selbst – der Seele – zu vertrauen. Also machen wir uns selbst Mut und geben uns selbst Zuversicht und Vertrauen! Wir sollten uns auch gegenseitig Vertrauen geben. Wir sollten uns wohlwollend und freundlich begegnen, mit guten Absichten im Geist. Vertrauen ist einer der größten Heilfaktoren und es wäre dumm und sehr nachteilig, diese wunderbare Möglichkeit zu entstellen oder gar zu zerstören.

Wenn du den Heilungsprozess unterstützen und stärken willst, solltest du dein Vertrauen stärken. Das ist absolut sinnvoll und intelligent. Was immer dir Vertrauen schenkt, löst deine Spannungen auf und harmonisiert und kräftigt dich.

Sprich folgende Worte:

Mein Vertrauen ist mir sehr wichtig.
Ich will es stärken und fördern, wo und wie ich nur kann!
Ich habe großes Vertrauen in Gott!
Ich habe Vertrauen in die Existenz!
Ich habe Vertrauen ins Leben!
Ich habe Vertrauen in die Natur!
Ich habe Vertrauen in die Liebe!
Ich habe Vertrauen in mein Glück!
Ich habe großes Vertrauen in mich selbst!
Ich vertraue mir!

Ich bin mir selbst mein bester Freund.

Wenn du vertraust, kann Heilung ganz leicht und mühelos geschehen. Vertrauen hat eine transformierende und verwandelnde Kraft. Es verwandelt Angst in Liebe, Licht und Freude. Es verwandelt Zweifel, Schuldgefühle und Sorgen in neue Hoffnung. Es schenkt dir Zuversicht und guten Mut. Es ist ausgesprochen wohltuend und gesund. Es löst alles Negative auf und lässt dich wieder frei und glücklich atmen.

Mach dir die vielen Quellen deines Vertrauens bewusst! Entdecke sie! Es gibt so vieles, das dein Vertrauen und deine Freude stärken kann. Die Erde trägt dich und nimmt dich an, so wie du bist. Du kannst ihr vollkommen vertrauen. Der Himmel segnet dich. Er schenkt dir Freiheit und grenzenlosen Raum. Vertraue ihm! Die Vögel, die im Frühling singen, geben dir Vertrauen. Die Blumen, die in deinem Garten blühen, geben dir Vertrauen. Du hörst eine Musik, die dir gefällt. Das gibt dir ein wundervolles Vertrauen. Du hörst von einem Menschen, der etwas Gutes und Wertvolles vollbracht hat. Das schenkt dir neues Vertrauen. Deine Familie, deine Freunde, deine Werke – was immer es auch sei: Mach es dir bewusst und sei dankbar für die vielen Dinge, Wesen und Aspekte, die zu dir gehören und dir Vertrauen schenken! Du hast wirklich allen Grund, glücklich und dankbar zu sein, denn du weißt nun, dass dir nichts Schlimmes oder Böses geschehen kann – nicht einmal im Tod. Vertraue einfach darauf, dass alles schon gut gehen wird. Dein Vertrauen ist dein bester Freund!

*Heilung ist ganz natürlich! – Weil du dir selbst und dem
Leben vertraust, kannst du entspannen und voller
Zuversicht in deine Zukunft blicken. Dein Vertrauen gibt
dir Freude, Hoffnung und Kraft!*

Ein freundlicher, liebevoller Blick

Hast du schon einmal beobachtet, wie eine kleine Geste –
ein ganz winziger Impuls – eine Situation ändern kann?
Viele Situationen sehnen sich geradezu nach einer
Änderung und einer Erlösung. Die Bereitschaft ist in
einem solchen Fall vorhanden, und dann braucht es
manchmal nur das Aufscheinen eines Sonnenstrahls, die
Frische eines Windhauchs, das Lied eines Vogels im
Frühling oder das Leuchten einer Blume im Garten. Es
kann etwas ganz Unscheinbares sein, ein kleiner Anstoß
nur, und schon beginnt sich alles in eine gewünschte und
wunderbare Richtung zu entwickeln.

Das Wichtigste ist hier immer die Bereitschaft. Wenn wir
nicht bereit sind, können die ‚schönsten‘ und
‚erfüllendsten‘ Dinge passieren, aber wir bleiben
unberührt und kalt. Doch in jedem Menschen gibt es die
Sehnsucht nach Heilung und Glück – die innere
Bereitschaft für ein freudiges und liebevolles Leben.
Wenn die Sorgen und dunklen Gefühle diese Sehnsucht
und Bereitschaft nicht allzu sehr überlagern, ist es gar
nicht so schwer, eine gute Richtung einzuschlagen und das
Glück und die Heilung geschehen zu lassen.

Sei also offen und zur Freude bereit! Blicke selbst deine
Ängste, Sorgen und Nöte ganz ruhig und gelassen an und
schenke ihnen einen freundlichen, liebevollen und
verzeihenden Blick. Verzeihe dir deinen Missmut und
betrachte dich und dein Leben nicht mit einer so strengen
und verurteilenden Miene! Alle Konflikte und
Spannungen können gelöst werden, und die Kraft des

Lebens bricht wieder durch und wird dich befreien. Lass
es zu!

Beobachte zunächst einmal all deine Probleme mit einem
gütigen und verständnisvollen Blick. Entspanne und
beobachte! Das reine Beobachten selbst ist ein
wunderbarer Heilfaktor. Unser Blick ist wohlwollend,
aufmerksam und ruhig. Sieh die Dinge wie sie sind und
lass sie nun selbst ruhiger und etwas freundlicher werden.
Im Grunde musst du gar nichts Besonderes tun. Schau nur
zu und strahle Frieden, Güte und Liebe aus. Das ist alles.
Das wirkt! Beobachte es!

Wenn du etwas Schwieriges und Schmerzhaftes mit Liebe
und Aufmerksamkeit betrachtest, dann wird es erlöst und
befreit. Wenn du etwas Schönes und Heiliges mit Liebe
und Aufmerksamkeit betrachtest, beginnt es zu strahlen
und wird gesegnet und gestärkt. Begegne auch deinen
Freunden und allen Menschen und Lebewesen mit einem
freundlichen, liebevollen Blick! Blicke auf dich selbst!
Das ist eine wundervolle Übung.

*Heilung ist ganz natürlich! – Schenke dir selbst und auch
anderen einen aufmunternden, liebevollen und
freundlichen Blick! Liebevolle Blicke haben eine geheime
und heilende Kraft.*

Gib das, was du willst!

Unser Leben ist ein stetiges Geben und Nehmen. Es geschieht ein Austausch. Wir tauschen Dinge, Energien und auch Qualitäten. Das Gesetz ist so: Wenn du etwas liebst und es gerne empfangen und genießen willst, dann musst du es geben. So wie du gibst, wirst du empfangen. Wenn du Liebe willst, musst du Liebe geben. Es ist ganz einfach. Wenn du glücklich sein willst, mach andere glücklich! Gib Freude! Behandle andere einfach so, wie du gerne von ihnen behandelt werden möchtest. Das ist eine gesunde und intelligente Weise, das Gesetz des Lebens zu verstehen und anzuwenden. *Gib das, was du willst!*

Es ist ein Resonanzgesetz. Das Universum reagiert auf das, was du ausstrahlst, und antwortet mit etwas, das zu dem passt, was von dir ausgeht. Wenn du voller Kummer und Sorgen bist, wirst du etwas, das zu diesen Bewusstseinsschwingungen passt, auch erhalten. Du bekommst neuen Kummer und zusätzlichen Stress. Kummer passt zu Kummer, Sorgen passen zu Sorgen, Ängste passen zu Ängsten. Hast du es schon einmal bemerkt, wenn es dir schlecht geht, entdeckst du noch vieles mehr, mit dem du unzufrieden bist und was dein ungutes Gefühl noch stärkt. Deine schlechte Laune zieht Ereignisse und Angelegenheiten an, die gut zu ihr passen. Das ist ganz schön vertrackt, nicht wahr? Das Wichtigste ist nun, dass du das Prinzip erkennst. Wenn du weißt, dass es genau so ist, dann kannst du etwas ändern. *Du besitzt einen freien Willen.* Du kannst bewusst an etwas denken oder dich mit etwas beschäftigen, das sich besser anfühlt

als das Ungute, das sich gerade in dir oder in deinem
Leben breit gemacht hat. Befreie dich von der Sogwirkung
der Negativität und richte dein Bewusstsein ganz
entschlossen auf etwas Gutes, Erfreuliches, Angenehmes
und Heilsames aus! Beginne, wieder Zuversicht, guten
Mut und Freundlichkeit auszustrahlen! Zeige dir selbst ein
fröhliches Gesicht – zumindest ein kleines Lächeln, etwas,
zu dem du dich imstande fühlst!

Am Anfang mag dies gar nicht so einfach sein, denn wenn
es dir schlecht geht, dann kommt es dir ja geradezu
logisch vor, ständig an das zu denken, was alles so
miserabel ist. Doch noch einmal: Das, was du denkst und
ausstrahlst, kommt zu dir zurück – manchmal sogar
verstärkt und intensiviert. Beginne also, etwas Positives zu
denken und auszustrahlen, etwas, zu dem deine Seele ja
sagt, das dir im Innern gefällt! Wenn du eine ‚innere
Zustimmung‘ spürst, dann ist es in Ordnung, auch wenn
dein Verstand dir vielleicht sagt, dass dies ja immer noch
recht negativ sei. Vertraue hier auf dein Gefühl – auf deine
Intuition. Wenn du zum Beispiel einmal weinst, und dein
Weinen fühlt sich in diesem Augenblick gut für dich an,
dann weine ruhig! Wenn du wütend bist, und du aufrichtig
das Gefühl hast, dass dir deine Wut in diesem Augenblick
und dieser Situation gut tut und hilft, dann sei wütend!
Doch spüre wirklich nach und führe dich nicht selbst
hinters Licht. Wichtig ist die schrittweise Verbesserung
deiner Gefühlslage. Weine also nicht ständig und bleibe
nicht in deiner Wut stecken. Spüre nun, was dir jetzt eine
Erleichterung oder Verbesserung deiner Lage verschaffen
könnte. Alles verändert sich immer, und deine Gefühle
und Emotionen sowieso. Die Kunst besteht darin, die
Richtung der Veränderung bewusst und mit klarer Absicht

selbst zu bestimmen und dann deine innere Gemütslage
entschlossen so auszurichten und zu steuern, wie du es
willst.

Und was willst du? Nun, das ist doch klar! Du willst dich
besser fühlen! Du willst dich wieder freuen und glücklich
sein! Du willst dein Herz öffnen, damit die Liebe dich
wieder ganz und gar erfüllt und frei fließen kann in
deinem Leben. Du willst in Frieden leben – mit dir selbst,
deinem Körper und deiner Welt! Du willst zufrieden sein!
Du willst dich ungehindert bewegen und entfalten können
– zumindest geistig und innerlich, aber wenn möglich
natürlich auch körperlich! Du willst Schönheit erfahren,
Güte, Begeisterung! Du willst Gerechtigkeit! Du willst
einfach ein erfülltes Leben leben mit der bestmöglichen
Qualität – so, wie es dir gefällt! Das ist es doch, nicht
wahr? Du willst Heilung! All diese Wünsche und
Absichten sind vollkommen natürlich und gesund.
Bestärke sie und richte dich entsprechend aus. Gib das,
was du willst! Verhalte dich auch anderen gegenüber so,
wie du wünschst, dass sie sich dir gegenüber verhalten. Du
wirst zumindest schwingungsmäßig immer genau das
bekommen, was du gibst. Gib also, was du dir aufrichtig
wünschst! Das ist der Weg zur Heilung und Erfüllung.

*Heilung ist ganz natürlich! – Wenn du das ausstrahlst und
gibst, was du dir wünschst, wirst du es auch bekommen.
Es ist das Gesetz des Lebens. Strahle Freude, Liebe und
Frieden aus und schenke der Welt und dir selbst ein
Lächeln!*

Die Bitte um Heilung

Du kennst bestimmt den Spruch:

Klopfe an, und dir wird aufgetan.
Bitte, und dir wird gegeben werden.

Wir haben Wünsche und innere Träume und Sehnsüchte,
doch wir erlauben uns kaum oder gar nicht, uns diese
Wünsche und Bitten bewusst zu machen und auch zum
Ausdruck zu bringen. Wir glauben vielleicht, dass wir
nicht gut genug sind oder nicht würdig sind, dass wir
solche Bitten und Wünsche wirklich kundtun dürfen.
Manchmal sagen wir uns sogar, dass es uns gerade recht
geschieht, wenn wir das nicht bekommen, was wir uns
wünschen. Lass dir sagen, dass diese Haltung total sinnlos
und unangebracht ist. Wenn du dir aufrichtig etwas
wünschst, warum solltest du es nicht bekommen? Wenn
du aufrichtig bittest, warum sollte dir das, um was du
bittest, nicht auch gegeben werden? Du wirst das erhalten,
was du in deinem Geist hältst und aktivierst. Mach dir
deine Wünsche bewusst und bejahe sie!

Manchmal bekommst du vielleicht eine Absage oder einen
Korb, doch wer wagt, gewinnt. Habe also Mut und wage
es! Eine Antwort und Erfahrung wirst du in jedem Fall
bekommen. Es ist vielleicht nicht immer ganz genau das,
was du dir gedacht oder gewünscht hast, doch wenn du gar
nicht bittest und fragst und gar nicht anklopfst, wird
natürlich nichts geschehen. Stelle dir einmal vor, du
wolltest einen Freund besuchen, gehst zu seiner Wohnung
und dann klopfst du gar nicht an. Du musst dich doch

nicht wundern, dass dir niemand auftut, wenn du nicht anklopfst. Das ist doch klar. Also klopfe an und bitte, wenn du dir etwas wünschst.

Klopfe freundlich an und bitte freundlich um das, was du dir wünschst! Klopfe voller Vertrauen an und bitte voller Vertrauen! Wenn du vertrauensvoll, zuversichtlich und freundlich an die Sache herangehst, stehen deine Chancen, das Gewünschte auch zu bekommen oder zu erfahren, sehr gut. Versuche es doch einmal! Bitte um Heilung! Klopfe an bei Gott – dem großen Heilerkönig – und bitte um Hilfe! Erwarte, dass du erhört wirst! Gott lässt niemanden unerhört, der nicht aufrichtig und seelenvoll bittet und fragt. Auch deine Gebete werden erhört. Lass nun die Antwort und die Erfüllung deines Wunsches auch zu! Halte dich nicht zurück! Gott liebt es, wenn du ihn bittest. Er unterstützt dich liebend gerne, doch er drängt sich dir nicht auf. Dasselbe gilt auch für Engel, für Freunde und andere Menschen und für alle guten Geister. Das Leben und der Kosmos helfen gerne, wenn du anklopfst und bittest – nicht fordernd, befehlend oder unter Androhungen, sondern freundlich, liebevoll und sanft. Bitte voller Hoffnung und Vertrauen! Tu es also! Bitte!

Erneuere dich aus deinem Höheren Selbst – aus Gott!
Bitte Gott um Heilung!
Bitte den Kosmos um Heilung!
Bitte das Leben um Heilung!
Wünsche dir Heilung!
Lade Heilung zu dir ein!
Stelle dich ganz auf Heilung ein!
Stimme dich ein und sei bereit,
das Gewünschte nun auch zu empfangen!

Lass es geschehen!

Wo ein guter Wille ist, ist auch ein Weg. Deine Absicht –
deine Intention – ist entscheidend. Das Leben, der
Kosmos, Gott und auch die Menschen helfen dir gerne,
wenn du es zulässt und sie bittest. Gib ihnen und dir selbst
doch die Chance!

Heilung ist ganz natürlich! – Bitte um Kräftigung,
Genesung und Heilung! Bitte um Frieden, Liebe und
Glück! Bitte um eine positive, wohlwollende Antwort!
Wenn du aufrichtig bittest, wirst du eine hilfreiche und
klare Antwort erhalten.

Begeistere dich für dein Leben!

Lerne nun, das Universum und auch dein eigenes Leben mit ganz neuen Augen zu sehen. Blicke unbelastet, neugierig und frei auf das, was du siehst, und erkenne in jedem Ereignis eine Möglichkeit zu wachsen und dich zu entfalten. Denn so ist es. Es kann gar nicht anders sein. Sei wie ein Kind! Erinnere dich an die Zeit – und vor allem an dein Lebensgefühl – als du noch ein Kind warst! Wie hast du dich gefühlt? Zumindest in deinen freien und unbelasteten Momenten hast du dich großartig gefühlt und warst vollkommen begeistert von der Welt und auch von dir selbst. Stimme dich wieder ein in diese frische, unverdorbene, unbelastete und begeisterte Stimmung, die du damals so gut kanntest. So kannst du heute noch sein. Nichts hält dich davon ab. Du musst es dir nur erlauben. Begeistere dich also wieder für die Welt und für dein Leben! Greife ruhig nach den Sternen, aber bleibe mit deinen Füßen sicher und fest auf der Erde. Du bist ein Mensch aus Fleisch und Blut, doch deine Visionen geben dir Flügel und spornen dich an. Freue dich über deine Begeisterung, und freue dich über die vielen Wunder und Überraschungen, die du entdecken wirst!

Sage „Ja!" zu deinem Leben, denn es ist wunderbar!
Sage „Ja!" zu deinem Körper und zu deinem Geist!
Sage „Ja!" zu deiner Freude,
deinem Enthusiasmus
und deinem kindlichen Blick!
Sage „Ja!" zu deiner Begeisterung!

Wenn nicht alles so läuft, wie du es dir gedacht hast, dann sage trotzdem „Ja!" dazu, denn das Leben hat es nun einmal so zugelassen. Vertraue auf die Weisheit des Lebens! Das Leben meint es gut mit dir. Es bleibt niemals stehen und führt dich letztlich immer in eine glückliche, heilsame Richtung. Und vergiss nicht: Auch du bist Leben! Gib dir also selbst Impulse und bestimme die Richtung mit, in die du dich entwickeln willst! Probiere es aus! Freue dich! Sei begeistert von dir selbst!

Sag „Ja!" zu dir selbst!
Du bist deine beste Freundin und dein bester Freund!
Tritt heraus aus deiner Hilflosigkeit
und deiner Schwäche!
Spüre deine Freude und deinen Wunsch
nach Heilung und Erfüllung!
Sage „Ja!" zu deinem Wunsch nach Heilung!
Frage dein Herz, was es wirklich will,
und folge deinem Herzen!
Begeistere dich für das Leben!
Vertraue!

Wenn du das aufrichtig versuchst und tust, wird dein Leben Sinn und Tiefe erhalten, und das ist ein wahrhaft göttlicher Weg zur Heilung. Das Leben liebt es, wertgeschätzt und geliebt zu werden. Wenn du das Leben liebst, liebt es dich zurück. Es liebt und unterstützt dich zwar ohnedies, doch wenn du selbst etwas begeistert, erstaunt und entzückt über etwas bist, hilft dies wirklich sehr. So viele Herrlichkeiten und Freuden warten auf dich an jedem neuen Tag. Sei dankbar dafür und nimm diese Gaben und Möglichkeiten voller Staunen und

Begeisterung an! Sei wie ein Kind! Das Leben ist ein
Abenteuer. Es will dich heilen und beschenken!

*Heilung ist ganz natürlich! – Wenn du das Leben
wertschätzt und liebst, bereitest du der Heilung einen
Weg. Wenn du begeistert bist und aufrichtig vertraust,
wirst du erhoben und lässt die Heilung zu.*

Loslassen – Gelassenheit

Du hast gewiss schon von der mächtigen *Kraft des Loslassens* gehört. Gelassenheit und Vertrauen gehen Hand in Hand. Du kannst entspannen und bist nicht mehr so nervös. Lass also los und vertraue dem Lauf der Dinge! Deine Gelassenheit öffnet dich, macht dich weich und für die Heilung bereit. Du bist nun empfänglich für all das Gute, das für dich möglich ist. Habe nur Mut! Lass los und lass die Heilung geschehen!

Lass alles los,
was dich unglücklich macht und dich hindert!
Lass los! – Wieder und wieder und wieder!
Lass deine Urteile los –
die Urteile über dich selbst und über andere!
Lass deine Begrenzungen los –
alles, was dich eng und klein macht!
Lass die Vergangenheit los!
Lass die Zukunft los!
Vergiss die Zeit!
Sei jetzt-hier!
Öffne dich diesem Augenblick und spüre!
Spüre die wunderbare Kraft, die jetzt – gerade jetzt! –
in dir und um dich herum wirksam ist.
Sie ist auf Heilung und Erfüllung eingestellt.
Sie ist die Gnade Gottes.

Viele Menschen glauben, dass sie etwas verlieren, wenn sie loslassen und sich öffnen. Manche glauben auch, dass sie naiv und geradezu dumm wären, wenn sie vertrauen würden und an ihren Erfolg glauben würden. Das

Gegenteil ist der Fall! Wenn du entspannst und loslässt,
verlierst du nur deine Angst, deinen Groll, deine
Verbissenheit und deine Verkrampfungen. Du lässt das
Leben wieder fließen und wirken. Vertraue dem, was nun
geschieht! Das Leben meint es gut mit dir. Wenn du dein
Herz öffnen willst, damit die Liebe dich durchdringen und
durchfluten kann, musst du mutig genug sein, deine
Verschlossenheit und deinen vermeintlich sicheren Stand
aufzugeben und dich dem, was nun geschehen wird,
anzuvertrauen.

*Lass deine Krankheit los
und öffne der Heilung den Weg!
Das Loslassen befreit.
Das Loslassen erlöst.*

Zur Freiheit gehört in der Tat Mut und Kraft. Zur Erlösung
brauchst du Vertrauen. Wenn du zu ängstlich bist,
klammerst du und verhinderst so den natürlichen Verlauf
der Heilung. Erlaube dir also Ruhe und Frieden! Ermutige
dich selbst! Erlaube dir eine Pause von all dem Stress!
Erlaube dir, den Griff ein wenig zu lockern und die Ruder
der Liebe und deinem inneren Wesen zu übergeben. Wenn
du ganz gelassen dein Inneres in dir wirken lässt, wirst du
erkennen, wie gesegnet du bist. Du musst nicht alles
kontrollieren können. Vertraue der Liebe und vertraue
deinem Glück! Du kannst die Güte und das Wohlwollen
deiner Seele förmlich spüren, wenn du das tust. Da ist
etwas, das dich wunderbar tragen und heilen wird, wenn
du es nur zulässt und all das Unwesentliche und
Hinderliche loslässt.

Sprich folgende Worte:

Ich heile mich selbst!
Ohne Zaudern und Zögern
lasse ich das Hinderliche los
und gebe alles Ungesunde auf.
Wie ein schwerer, unnütz gewordener Ballast
gleitet es von mir ab
und rollt aus meinem Weg.
Jetzt können sich Leib und Geist
wieder regenerieren.
Ich bin leicht geworden, frei und ohne Last.
Meine Seele ist immer vollkommen gesund.
Sie ist stark und voller Kraft.
Von innen her wachsen mir Mut,
Zuversicht
und neue Hoffnung zu.
Indem ich loslasse und vertraue
geb ich der Heilung freie Bahn.
Ich vertraue der Liebe
und meinem Glück!

Heilung ist ganz natürlich! – Im Loslassen geschehen
Wunder. So vieles wird möglich, wenn du vertraust und
das Leben frei wirken lässt. Die Heilung geschieht –
mühelos und ganz von selbst!

Das Wunder der Heilung – Inspirationen für den Weg 5

In einem offenen, dankbaren Gemüt kann die Heilkraft optimal wirken und sich entfalten. Sei dir selbst dankbar! Du existierst. Du bist ein Mensch geworden – dieser Mensch, der du bist. Das ist ein Grund zur Dankbarkeit. Sei auch der Welt dankbar, denn sie bietet dir unzählige Möglichkeiten und Gelegenheiten, dich zu erfahren und zu entfalten. Sei Gott und dem Leben dankbar! Gott führt dich – sicher und klar – in jedem Augenblick. Durch alle Schwierigkeiten und Krankheiten trägt Er dich sicher hindurch.

Manchmal ist es in Ordnung, krank zu sein und sich nicht besonders wohlzufühlen. Wenn du wachsen und dich entwickeln willst, musst du manchmal erreichte und etablierte Seinsweisen und Zustände auch wieder verlassen, damit du eine neue Perspektive gewinnen kannst. Das führt oft zu Unsicherheit und zuweilen auch zu einem Unwohlsein. Das Alte muss sich auflösen oder zurückgelassen werden, bevor sich der neue, bessere Zustand einrichten kann. Doch es lohnt sich. Auf diese Weise kannst du wachsen und dich entfalten.

Du hast Zeit genug. Lass dich doch nicht in die Enge treiben und unter Druck bringen! *Du hast Zeit genug und alles wird sich wunderbar regeln und ordnen.*
Die Hektik und der Stress resultieren nur aus falschen Vorstellungen. Lass dich nicht täuschen! *Bleibe gelassen und gehe ruhigen Schrittes voran!*

In einem friedlichen, liebevollen Herzen kann die Ungerechtigkeit keinen Halt finden. All diese ungesunde Negativität wird sich auflösen und in Licht verwandeln. *Pflege den Frieden! Fördere und nähre deine Zuversicht und lass die Liebe strahlen!* Wenn du dies zulässt und tust, bringst du Heilung in die Welt – Heilung für dich selbst, für deine Freunde und für alle Wesen.

Schwimme nicht gegen den Strom göttlichen Lebens, der dich in jedem Augenblick trägt und mit allem, was du brauchst, so gut versorgt. Entspanne und gib deinen Widerwillen auf! *Vertraue dich dem Leben an und fließe mit!* Sei in Harmonie mit dem Leben und lass dich von seiner Schönheit inspirieren und von seiner Weisheit führen. *Das Leben liebt dich! Es will dich glücklich sehen. Es sagt "Ja!" zu dir und wird dich heilen.*

Betrachte dich selbst als einen intelligenten Fluss göttlichen Bewusstseins. Weisheit und die Kraft des Verstehens wohnen dir inne, und du kannst dich aus dir selbst heraus erneuern und regenerieren. Du kannst dich heilen, wenn du dich auf dich selbst besinnst – auf deine göttliche, heilige Natur. Tu dies! *Besinne dich und erkenne dich selbst!*

Wenn du voller Frieden bist und das Licht der Freundschaft in dir trägst, wird Heilung ganz von selbst geschehen. In einer Atmosphäre des Friedens und der Liebe schließen sich alle Wunden, und du kannst dich von Grund auf regenerieren. Hier erfährst du eine Kraft, die du letztlich nicht verstehen kannst. Es ist das Leben selbst – die Heilkraft und die Güte Gottes.

*Wenn du in Freundschaft lebst, bekommst du einen
Geschmack vom Himmel. Ein Freund zu sein, ist ein
Geschenk Gottes.* Die besten und höchsten Qualitäten
werden in dir geweckt, und du kannst wachsen und dein
Herz entfalten. Deine Seele jubiliert, und dein innerstes
Wesen gedeiht. Freunde richten sich gegenseitig auf und
freuen sich aneinander. Sie akzeptieren und helfen sich. –
Sei ein Freund – auch für dich selbst!

Lass dich nicht von den vielen Ereignissen, die in der Welt
oder um dich herum geschehen, verwirren! Erkenne: *Du
bist der Seher, nicht das, was gerade vor deinen Augen ist.*
Du bist auch nicht deine Gedanken, nicht einmal deine
Gefühle oder deine Erfahrungen. Du bist derjenige, der
deine Gedanken denkt, deine Gefühle fühlt und deine
Erfahrungen erfährt. Gedanken, Gefühle und Erfahrungen
kommen und gehen – du aber bleibst. *Du bist ewig.
Krankheit ist bestenfalls eine vorübergehende Erfahrung.*

Achte auf deinen Atem! Lass ihn einfach so fließen, wie er
fließen will, und sage "Ja!" zu deinem Atem. Er ist dein
Lebensstrom, der dir alle Heilkräfte zuströmen lässt, die
du jetzt brauchst. *Im Atem ist Stille, Frieden und Kraft. Im
Atem ist Weisheit, Licht und Vitalität.* In jedem Atemzug
liegt ein göttlicher Segen, der dich erfrischen und heilen
will. Sage "Ja!" und lass die Heilung geschehen!

Lade das Glück zu dir ein! Lade Liebe und Erfüllung zu
dir ein! Freue dich aufrichtig, wenn etwas geschieht, das
dir gefällt! Freue dich bewusst und voller Dankbarkeit! –
*Du bist ein Magnet für alles Gute – für all das, was du
wertschätzt und würdigst.* Dein Leben ist ein leuchtender
Erfolg!

Das Glück steht für dich bereit. Lass es dir nicht entgehen!
Öffne dich und tauche ein! Gleite frohgemut in den
herrlichen, erfrischenden Strom des Lebens und
Wohlbefindens, der dich jederzeit gerne aufnimmt und
trägt. Entspanne! Regeneriere dich! Erfrische dich und
genieße! Worauf wartest du? *Das Glück steht für dich
bereit!*

*Es ist so einfach! Wenn du liebst, kommt Liebe in dein
Leben. Wenn du glücklich bist und dich freust, kommt
Glück in dein Leben.* Wenn du erschaffst und kreativ bist,
kommt Schöpferlust in dein Leben. Wenn du dankbar bist,
frei und voller Frieden, wird dein Leben aufblühen wie
eine wunderschöne Blume. *Dein Leben kann eine so
kostbare und herrliche Erfüllung sein!*

Heilung ist einfach.
Heilung ist ganz natürlich.
Lass die Heilung geschehen!

Unbeschwert und leicht!

Sei freundlich und sanft zu dir selbst und auch zu anderen!
Spüre die Liebe – so, wie es dir gelingt – und lebe und
atme mitten in der Liebe! Wenn du in den Garten gehst,
schau dich nach den Blumen um und suche die Schönheit
und Kühle der Bäume! Suche nicht die Dornen und die
faulen Äste. Erfreue dich an den Rosen und an den
Wundern deiner Welt! Halte Ausschau nach all dem Guten
und Erfreulichen, das du entdeckst, und wertschätze es!

Wenn du am Morgen aufwachst, ist es hilfreich, sich
sofort auf die erfreulichen und erhebenden Seiten des
Tages auszurichten. Sage dir: *„Heute ist ein guter Tag!
Ich bin einmal gespannt, was für wundervolle Dinge ich
heute entdecken werde. Ich bin bereit für Überraschungen
und angenehme, erfreuliche Erfahrungen! Was werde ich
wohl alles entdecken? Ich weiß, dass die Welt voll ist von
wirklich herrlichen Möglichkeiten und Gelegenheiten,
aufrichtig glücklich zu sein. Ich werde danach Ausschau
halten und will all dies so gut nutzen und genießen, wie es
mir gelingt!"*

Entdecke auch in dir – in deinem eigenen Dasein – das
Gute, Schöne und Wahre! Mach dir deine Talente und
Gaben bewusst! Freue dich über dein Sosein! Entdecke
dich selbst und preise dich selbst! Lerne, das Gute viel
mehr wertzuschätzen und lerne, das Leben zu feiern! Das
Leben liebt es, gefeiert zu werden. Blicke freundlich in die
Welt und sei sehr liebevoll und anerkennend zu dir selbst!

Wenn du wirklich etwas entdeckst, das nicht ganz in Ordnung ist, spiel es in seiner Bedeutung herunter. Nimm ihm den Wind aus den Segeln und lass seine Bedrohlichkeit schrumpfen. Nimm es nicht so wichtig und verzeihe. Verzeihe dir und anderen! Es wird dir gelingen, wenn du es aufrichtig versuchst. Warum alte Lasten so unnütz mit sich herumschleppen? Warum seine kostbare Zeit mit all dem Unsinn, den es nun einmal auch in der Welt gibt, verschwenden? Niemandem ist dadurch geholfen. Gib all diesen negativen Dingen und Angelegenheiten keine Macht über dich! Befreie dich davon und nimm es nicht so wichtig und nicht so schwer! Lass los! Atme immer wieder gut durch und öffne dich wieder und wieder für das Gute und Erfreuliche in deinem Leben! Geh den Weg des geringsten Widerstandes, wann immer dies möglich ist! Warum willst du kämpfen? Lege die Last der schmerzhaften Erfahrungen ab und werde wieder leicht.

Stelle dir vor, du trügest einen wirklich schweren Rucksack mit lauter schweren Steinen auf dem Buckel. Vielleicht trägst du diese unnützen Steine schon lange mit dir herum, und möglicherweise haben sich im Laufe der Zeit noch mehr Beschwerlichkeiten und schwierige Angelegenheiten bei dir eingefunden, die du dir nach und nach aufgelastet hast. Vielleicht bis du darüber ganz müde und krank geworden. Stelle dir vor, du würdest diesen Rucksack nun einmal absetzen. Erlaube es dir! Erlaube dir eine Pause von all der Last und all dem Stress! Sofort fühlst du dich viel leichter und unbeschwerter. Es ist ein ganz neues Lebensgefühl. Frische, unverbrauchte Kräfte fließen dir zu, und du fühlst dich auf einmal viel besser. Alles ist nun klarer, heiterer und entspannter. Ein Gefühl

von Heilsein und Gesundheit stellt sich bei dir ein. Das ist
wundervoll! Es schenkt dir Zuversicht und tut dir
ausgesprochen gut!

Genieße dieses Gefühl! Du kannst auch ohne all die
schweren Steine leben. Merkst du das? Ja, es ist sogar viel
schöner und herrlicher. Erst jetzt – unbeschwert und leicht
wie ein Kind – macht das Leben wieder richtig Spaß.

*Heilung ist ganz natürlich! – Entlaste und befreie dich von
all dem Schweren, das dich so bedrückt! Gönne dir
zumindest eine Pause davon! Nun kann die Kraft der
Heilung und des Wohlergehens wieder in dir fließen. Du
fühlst dich heiter, guten Mutes und gesund. Lebe leicht
und voller Hoffnung!*

Glückslinien

Stelle dir vor: In deinem Körper verlaufen leuchtende
Linien strahlenden Bewusstseins. Es fühlt sich so an, als
würden magische Sonnenstrahlen dich von Kopf bis Fuß
durchziehen. Diese Sonnenstrahlen pulsieren und atmen.
Sie spielen wie Kinder in dir und strahlen hellgoldenes
Licht in deinen Körper. Es ist ein glückliches,
freundliches, heilsames Licht. Diese Bewusstseinsstränge
aktivieren die göttliche Schwingung in dir und halten sie
lebendig. Du fühlst dich erheitert und wunderbar erfrischt.
Oh, welch eine Lust es ist, dieses köstliche Licht in sich zu
erfahren! Ob du nun sitzt, liegst oder stehst, du fühlst dich
einfach großartig. Die Energiebahnen sind lebendig und
voller Magie. Es macht Spaß, sie zu spüren!

Stelle dir vor, das Glückslicht und die hochschwingende
Heilenergie, die von diesen Bewusstseinssträngen
ausgehen, regen nun deine Organe, Zellen und Glieder
freudig an. Sie inspirieren dich – nicht nur deinen Körper,
sondern auch deinen Geist. Alles wird freudig gestimmt –
voller Zuversicht und guten Mutes. Du beginnst nun
überall zu glitzern und zu leuchten. Deine Zellen erholen
sich. Deine Organe regenerieren sich. Dein Geist beginnt
zu lächeln und wunderschöne Träume und Ideen tauchen
in dir auf. Genieße all dies und sei dankbar dafür! Deine
Liebe und Wertschätzung dir selbst gegenüber sind wie
ein Segen, den alle Aspekte und Teile deines Seins gerne
in sich aufnehmen. Feiere deine Heilung! Sie ist ein
wunderschönes, freudiges Geschehen.

Heilung ist ganz natürlich! – Glückslinien und heilsame Bewusstseinsstränge durchziehen deinen Leib und deinen Geist. Dein ganzes Wesen strahlt und jede Zelle sammelt neue Kraft. Ein köstlicher Segen heilt deinen Körper und dein Gemüt.

Das ‚göttliche Programm'

Mach dich nun für die Heilung bereit! Dein Geist ist offen
und geklärt. Du bist wach und hast Interesse, all das Gute,
das zu dir kommen will, auch aufzunehmen und zu
empfangen.

Im Universum gibt es einen Überfluss an positiver,
heilsamer Energie. Es herrscht kein Mangel an Glück,
Liebe und Frieden. Alles steht zur Genüge bereit, doch
nicht jeder Mensch ist auch fähig und willens, diese
göttlichen Geschenke zu empfangen und zu erfahren.
Deine innere Bereitschaft ist hier von ausschlaggebender
Bedeutung. Erkläre dich also bereit – empfangsbereit für
all die heilsamen Energien und Schwingungen, die nun zur
Verfügung stehen! Lade sie zu dir ein!

So wie du einen Radioapparat auf die richtige Frequenz
einstellen musst, um die gewünschte Sendung zu
empfangen, musst du auch dein Bewusstsein auf die
richtige Frequenz einstimmen und einstellen. Du willst das
‚göttliche Programm' empfangen. Du willst Heilung,
Liebe, Gnade und Segen spüren. Du willst inneren
Frieden, Freude und Glück. All dies ist hier und jetzt
präsent. Es liegt gewissermaßen im Raum und wartet
schon darauf, dass du es wahrnimmst und empfängst.
Stimme dich also auf Heilung ein! Kläre deinen Empfang!
Eliminiere die Störfrequenzen wie Missmut, Zweifel,
Kleingläubigkeit, Gier, Hass, Angst und Dummheit und
lass dich nicht ablenken. Lass all dies los, damit dein
Empfang klar und rein ist! Versuche es einfach! Vielleicht
gelingt es dir nicht sofort, doch du wirst sehen, dass du

immer besser wirst in deinem Versuch, dich in die
göttliche Schwingung einzustimmen. Das gewünschte
Programm kommt immer klarer und intensiver bei dir
durch. Das ist ein großer Segen und eine herrliche Freude!
Sei dankbar dafür! Gott steht auf deiner Seite.

*Heilung ist ganz natürlich! – Stimme dich auf Liebe,
Frieden und Heilung ein und lass die göttliche Kraft in dir
wirken! Die heilsame Energie steht immer bereit und liebt
es, dich zu durchfluten und in dir zu wirken. Entspanne
und lass die Heilung geschehen!*

Deine wahre Natur

Identifiziere dich nicht mit deinen Gebrechen oder deiner
Krankheit. Du bist das nicht! In Wahrheit bist du ein
kerngesundes, strahlendes, göttliches Wesen – ein freies
Bewusstsein, das jedoch hier als Mensch auf dieser Erde
viele Erfahrungen sammelt und daher auch so einiges
durchmacht und erlebt. Dein wahres Wesen ist niemals
schwach, krank oder fehlerhaft – ganz im Gegenteil. Sage
also nicht: ‚Ich bin krank.' Sage stattdessen: *„Ich bin
gesund! In meinem Körper oder meinem Geist mögen sich
ein paar Probleme oder Krankheiten eingeschlichen
haben, mit denen ich jetzt umgehen muss und werde, ich
selbst jedoch bin vollkommen gesund. Krankheiten
kommen und gehen, mein wahres Wesen ist ewig. Ich
komme mit allem zurecht."*

Erkenne: Du bist der Seher, nicht das, was gerade vor
deinen Augen ist. Du bist auch nicht dein Körper, den du
jedoch wie ein ideales Fahrzeug in der physischen Welt
nutzen sollst. Du bist auch nicht dein Geist. Nutze deinen
Verstand und alle deine geistigen Fähigkeiten, doch sei dir
darüber im Klaren, dass du das nicht bist. Du bist nicht
deine Gedanken, nicht einmal deine Gefühle und auch
nicht deine Erfahrungen. Du bist derjenige, der deine
Gedanken denkt, deine Gefühle fühlt und deine
Erfahrungen erfährt. Gedanken, Gefühle und Erfahrungen
kommen und gehen – du aber bleibst. Du bist ewig.
Krankheit ist bestenfalls eine vorübergehende Erfahrung.

Sprich folgende Sätze:

Ich bin ewig!
Ich bin ewig gesund!
Ich bin ewig lebendig!
Ich bin ewig göttlich und gut!
Ich bin frei!
Das ist meine Natur.

Mein inneres Wesen ist gesund – ja kerngesund!
Es streckt sich, dehnt sich und erfüllt jedes Organ
und jede Zelle meines Organismus.
Es erfüllt und durchdringt meinen Verstand,
meine Träume und meinen ganzen Geist.
Ich bin durchflutet und geheilt vom Licht meines Wesens.
Ich selbst bin dieses wunderbare, göttliche Wesen.
Ich bin voller Freude und Kraft!

Identifiziere dich mit dem Leben und dem göttlichen
Wunder, das du in Wahrheit bist! Erkenne ruhig die
Krankheit, Schwäche und Gebrechlichkeit, die du
vielleicht gerade in deinem Körper oder deinem Geist
erfährst, doch sei dir darüber bewusst, dass du das nicht
bist. Sei ruhig ganz ehrlich und erforsche dies! Werde dir
deines wahren Seins viel klarer und tiefer bewusst!

Heilung ist ganz natürlich! – Dein innerstes Wesen ist
kerngesund – immer! Du bist dieses lebendige, göttliche,
gesunde Wesen. Krankheiten und Schwierigkeiten kommen
und gehen, deine wahre Natur jedoch bleibt. Sie strahlt
wie das Licht einer Sonne.

Gottesatmung – Den Himmel auf die Erde bringen

Die Energie, die mit dem Atem fließt, ist nichts anderes als reine Lebenskraft – und ‚Lebenskraft' ist ‚Heilkraft'. Sie ist das göttliche Elixier – göttliches, lebendiges, bewusstes Sein – und steht allen Lebewesen in unbegrenztem Maße zur Verfügung. Achte einmal darauf und werde dir dessen noch viel mehr bewusst! Dein Atem ist wirklich unendlich wertvoll. Er ist reine Göttlichkeit, die dir ganz nahe ist. Ja, sie ist deine eigene geheimnisvolle und wunderbare Energie – verbunden mit der Energie des ganzen Kosmos. Mit jedem Atemzug wirst du erfrischt und erneuert – und das ist wirklich ein unvergleichliches Wunder. Es ist keineswegs nur der Sauerstoff, der in deine Lungen strömt, sondern viel mehr.

Achte also auf deinen Atem und werde ganz vertraut mit ihm. Durch den Atem hast du eine direkte Verbindung mit Gott, und Gott unterstützt, hilft und heilt dich immer. Du selbst bist göttliches Bewusstsein und kannst daher lernen, die göttliche Heilkraft mit deinem Atem so fließen zu lassen, wie du es willst. Du kannst sie also steuern und lenken. Das geht im Grunde ganz einfach. Mit etwas Übung kannst du leicht und mühelos deine ‚Selbstheilungskräfte' wecken und effektiv so einsetzen, dass sie dich optimal unterstützen.

Spüre also deinen Atem, und lass die Heilkraft mit dem Ausatmen dorthin fließen, wo sie gebraucht und benötigt wird. Stelle dir vor, sie wäre eine magische, göttliche Medizin, die du durch deine Gedanken, genau dorthin

lenken kannst, wo du es willst. Wenn du nicht so genau
weißt wohin du sie lenken sollst, dann übergib diese
Aufgabe einfach deiner Seele. Die Seele ist weise. Sie
lenkt das Leben und den Fluss ihrer Kraft. Vertraue deiner
eigenen Seele!

Die natürliche Gottesatmung geschieht ganz natürlich und
von selbst. Deine Aufgabe besteht nur darin, dies bewusst
zuzulassen. Stelle dir vor, du befändest dich inmitten eines
göttlichen Kraftfeldes, denn so ist es in der Tat. Gott
umgibt dich von allen Seiten. Er ist jetzt hier. Wenn du
nun einatmest, atmest du reine Göttlichkeit ein und heißt
diese herrliche Kraft in dir willkommen. Atme nicht nur
durch deine Nase ein – und atme nicht nur die Luft, die
durch deine Lungen strömt. Stelle dir vor, du könntest mit
deinem ganzen Leib atmen, und die Gotteskraft strömt
durch jede deiner Poren in dich ein. Wenn du nun
ausatmest, segne deinen Leib und All-das-was-du-bist!
Gib einen großen, liebevollen Segen in dein ganzes Sein.

Gott ist Liebe – und Liebe heilt. Lass die göttliche
Heilkraft dich also vollkommen durchdringen und
erfüllen, doch halte sie nicht fest. Gott ist unendlich, und
du musst keineswegs fürchten, dass du zu wenig
bekommst. Im Gegenteil! Entspanne vollkommen und
verschenke die göttliche Urkraft mit dem Ausatmen ruhig
an die ganze Welt. Segne nicht nur dich selbst, sondern
alles, was dich umgibt. Segne einfach alles! Nun, atme
wieder ein, und nimm neue Gotteskraft in dich auf, und
dann lass dich beim Ausatmen wieder durchfluten,
reinigen, erfrischen und lass auch wieder los. Mit jedem
Atemzug bringst du Göttlichkeit in deinen Leib und auch
in deinen Geist und wirst so wunderbar erneuert und

geheilt. Doch sei nicht gierig und nicht geizig! Verschenke alles weiter an die Erde und die Welt! So bringst du den Himmel auf die Erde, verstehst du? Du selbst wirst eine bewusste Quelle göttlicher Kraft, die die Erde erneuert, segnet und erfrischt. Achte doch einmal darauf! Es ist so einfach und genial! Atme Göttlichkeit ein, segne dich selbst und heile dich selbst – und dann lass los und verschenke alles weiter!

Du kannst dir auch vorstellen, dass dich die göttliche Segenskraft mit jedem Atemzug wie ein weißes strahlendes Licht von oben – das heißt, von deinem Schädel – bis unten – also bist zu deinem Bauch oder sogar bis zu deinen Geschlechtsteilen und Fußsohlen – durchflutet und durchströmt. Das ist ein wundervolles, und sehr angenehmes Gefühl. Gönne es dir doch! Erlaube es dir! Praktiziere die Gottesatmung und bringe den Himmel in deinen Leib und auf die Erde!

Heilung ist ganz natürlich! – Gott ist überall um dich herum und auch in dir präsent. Du selbst bist ein göttliches Kind. Atme diese wunderbare göttliche Kraft ein und wieder aus! Erfrische dich und segne dich selbst! Lass dich voller Dankbarkeit und Freude durchfluten und heilen!

Annehmen und Heilen – Die Kunst der Erlösung

Heilung geschieht im Grunde ganz von selbst. Wenn du dich mit der göttlichen Heilkraft verbindest und Gott einfach wirken lässt, musst du gar nichts weiter tun. Entspanne und lass die Heilung zu! Du hast eine natürliche Tendenz zur Gesundheit, und wenn du entspannst und vertraust, kann die immer gegenwärtige Kraft Gottes frei und ungehindert in dir wirken. Alle Zellen und dein ganzer Organismus werden regeneriert. Stelle dir vor, du begibst dich mitten ins göttliche Licht oder du badest in der göttlichen Heilquelle, und alles Weitere ergibt sich dann von selbst. Das ist doch wunderbar, nicht wahr? Du musst die Heilung dann nur zulassen. Habe Vertrauen!

Doch manchmal ist es auch hilfreich, etwas gezielter und direkter mit den Schwierigkeiten und Krankheiten umzugehen. Du kannst eine sehr wirksame und gut bewährte Heilmeditation praktizieren, wenn du dies willst. Es geht dabei um eine ganz bewusste Transformation der blockierten oder ungesunden Energien in eine heilsame, höhere Schwingungsebene. Das Grundprinzip dieser Methode ist ganz einfach. Letztlich besteht sie aus zwei Phasen: *Annehmen und Heilen.*

Es ist sinnvoll, wenn du das Prinzip auch gedanklich verstehst, denn dann wird dir die Übung leichter gelingen. Es ist nämlich so, dass die meisten Menschen, wenn sie mit einer Schwierigkeit oder einer Krankheit konfrontiert werden, in Form einer unbewussten Reaktion dies

zunächst einmal ablehnen und von sich weisen. Das mag
ja auf den ersten Blick auch verständlich sein, doch es hilft
nicht im Geringsten – im Gegenteil. Wenn eine Krankheit
aufgetreten ist, ist sie aufgetreten. Es macht keinen Sinn,
sich zu ärgern und zu jammern. Nun, zumindest meistens
macht es keinen Sinn. Besser ist es, ganz ehrlich und
aufrichtig zu sein und die Situation, wie sie sich nun
einmal ergeben hat, zu akzeptieren. Das ist der Schritt des
Annehmens. Hab also keine Angst davor! Es ist, wie es
ist.

Der Punkt, der hier wichtig ist, besteht darin, keinen
Widerstand aufzubauen. Wenn du voller Widerwillen und
Ärger über deine Krankheit bist, verschlimmerst du sie
oftmals noch. Irgendwie bist du in diese Situation
hineingeraten. Irgendwie hat es sich so ergeben. Wer weiß
schon, warum? Vielleicht sollst du hier etwas lernen.
Nimm die Situation also an, doch bleibe nicht in ihr
stehen. Das ist wichtig. Du bist weder machtlos noch
hilflos. Du bist ein bewusstes, lebendiges Wesen, das die
Umstände und Bedingungen deines Lebens bewusst
verändern kann. Werde dir darüber mehr und mehr
bewusst und glaube an dein Glück! Halte dich also nicht
allzu lange in deinem Ärger oder deinem
Ohnmachtsgefühl auf, wenn es sich bei dir einstellen
sollte. Fasse Mut!

Die Heilkraft liebt es, in dir zu wirken. Blockiere sie nicht
mit deinem Groll, deiner Wut oder deinem inneren
Widerstand. Dein Ärger oder deine Wut und sogar deine
Verzweiflung über deinen Zustand mag für eine kurze
Weile sogar hilfreich sein, weil dich diese Gemütslagen
aus deiner Schockstarre und inneren Lähmung lösen

können, doch dann schreite mutig und voller Zuversicht voran. In dir wirkt eine unglaublich kraftvolle Macht, die dich heilen kann und wird, wenn du sie lässt.

Also akzeptiere, was ist, und dann lass die Heilung geschehen! Jetzt braucht es eine Verwandlung, eine Transformation, eine Erlösung. Wie soll dies geschehen? Intuitiv weißt du Bescheid. Letztlich ist es immer die Liebe, die heilt. Du musst also Liebe, Mitgefühl, Güte und Frieden in die unglückliche Situation hineingeben. Verstehst du? Das ist der Weg.

Diese Heilmethode ist eine Art Meditation, bei der du optimal mit dem Atem arbeiten kannst. Es geht folgendermaßen: Beim Einatmen, mach dir das Problem bewusst. Nimm es mit einem wohlwollenden, ehrlichen, aufrichtigen und liebevollen Geist an. Sieh einfach was ist, doch dramatisiere es nicht. Wenn du willst, kannst du dir sagen: „Ja! So ist es nun. Es ist gerade so, wie es ist." Wenn du Schmerzen hast, nimm auch deinen Schmerz an, so gut es dir gelingt. „Ja. Da ist dieser Schmerz. Ich spüre es." Beim Ausatmen atme heilende Kraft in die Schmerzregion hinein. Atme Liebesenergie in deine Wunde! Lass Frieden in dein Problem einströmen! Stelle dir vor, ein göttliches Licht oder eine magische Kraft fließt und strömt in den Problemherd hinein. Lenke die Heilkraft mit deiner Vorstellung. Der Geist lenkt die Energie. Probiere es aus! Es wird dir ganz leicht gelingen.

Beim nächsten Einatmen spüre, wie es sich nun anfühlt. Nimm das an, was jetzt ist – ganz ruhig und ganz ehrlich. Und dann atme wieder heilende Kraft in den schmerzenden Bereich hinein mit dem sanften Wunsch,

dass es ein wenig besser werden soll. Wenn du einen
akuten Schmerz hast, kannst du dir vorstellen, du würdest
die schmerzende Stelle durch eine liebevolle, geistige
Massage ermutigen und heilen. Die Zellen spüren die gute
Kraft, die du ihnen schickst – natürlich! Dein ganzer
Körper wird gestärkt und heilsam angeregt. Letztlich ist es
reine Liebe, die du dir selbst schenkst – sehr freundlich,
wohlwollend, sanft und doch auch ganz entschlossen. Und
nun beobachte, wie sich alles entwickelt.

Vielleicht verschwindet der Schmerz nicht sofort.
Vielleicht passiert auch erst einmal gar nichts, doch deine
liebende Zuwendung dir selbst gegenüber ist gewiss nicht
falsch. Oft tritt doch nach einer Weile eine spürbare
Linderung und Heilung auf. Glaube an die Wirksamkeit
deiner Selbstheilung! Sei dein eigener Heiler! Glaube an
dich selbst! Du hast dich schon so oft selbst geheilt. Das
ist wirklich wahr.

Die Übung ist also sehr einfach:

Einatmen: Spüren und Annehmen

Ausatmen: Lieben und Heilen

Manchmal weißt du, dass du eine Krankheit hast, aber du
spürst gar keine Schmerzen. Du weißt auch nicht genau,
wo die Krankheit nun genau in deinem Organismus
lokalisiert ist. Dann kannst du diese Heilmeditation
dennoch ohne Problem praktizieren. Beim Einatmen nimm
dich und deine Situation einfach an, wie du gerade bist.
Beim Ausatmen öffne dein Herz und lass die Liebe dich
ganz durchdringen. Lass Licht und Kraft dich

durchströmen mit dem festen Glauben, dass dein
Organismus und deine Seele schon wissen, wie sie die
wunderbare Kraft deiner heilenden Zuwendung steuern
und anwenden müssen. Deine bewusste Heilatmung wirkt.
Beobachte es, doch gib dir auch Zeit. Erzwingen kannst du
gar nichts.

Einatmen: Nimm dich an, wie du bist

Ausatmen: Lieben und Heilen

Manchmal hast du überhaupt keine körperlichen
Probleme. Du bist körperlich gesund und es fehlt dir
nichts. Doch vielleicht hast du psychische Probleme –
Ängste, Sorgen, Schuldgefühle, Zweifel,
Minderwertigkeitsgedanken, Beklemmungen oder
irgendeinen Stress in einem deiner Lebensbereiche. Auch
diese Spannungen und Bedrückungen sind sehr leidvoll
und zuweilen kaum mehr erträglich. Auch hier kannst du
die Methode der Heilatmung praktizieren. Das Prinzip ist
wie gesagt immer dasselbe. Mach dir deine Situation
bewusst und nimm sie an. Dann atme dort hinein und löse
die Sorgen und Schwierigkeiten auf – wieder und wieder
und wieder! Habe ein wenig Ausdauer. Hier geht es
darum, den inneren Druck aus der Angelegenheit zu
nehmen – den psychischen Druck. Spiele die Bedeutung
der Problematik herunter und dann atme voller Liebe,
Verzeihen und Verständnis in die Situation hinein.
Manchmal ist es auch sinnvoll oder hilfreich, wenn du dir
vorstellst, dass dein Problem wie eine dunkle Wolke sei.
Mit jedem Ausatmen bringst du mehr und mehr Licht in
diesen düsteren Nebel, und löst ihn auf. Du kannst auch
andere Bilder für dich finden oder erfinden. Wenn sie dir

helfen, benutze sie ruhig. Erinnere dich: Liebe heilt!
Frieden heilt! Verzeihen heilt! Freude heilt! In deiner
äußeren Situation ändert sich natürlich zunächst einmal
nichts, doch innerlich wirst du nun viel entspannter und
ausgeglichener. Nun kannst du auch anders auf der
äußeren Ebene mit deinen Angelegenheiten umgehen.

Einatmen: Spüren und Annehmen.

Ausatmen: Lieben und Heilen

Dann gibt es oft auch den Fall, dass es dir selbst sehr gut
geht. Du bist gesund und hast weder körperlich noch
geistig nennenswerte Probleme. Doch vielleicht ist es so,
dass du eine Freundin oder einen Freund hast, dem es
gerade nicht sehr gut geht. Vielleicht ist es ein
Familienmitglied, oder es ist irgendein anderer Mensch.
Ja, es können sogar Tiere sein. Erinnere dich: Du bist
nicht getrennt! Du bist mit deinen Freunden, deiner
Familie, mit anderen Menschen und letztlich mit allen
Lebewesen zutiefst verbunden. Wenn es einem anderen
Menschen oder Lebewesen nicht gut geht, wenn du weißt,
dass dieser Mensch oder dieses Wesen leidet, kannst du
helfen. Tu dies! Du hilfst auch dir selbst, wenn du
,anderen' hilfst. Letztlich sind wir alle miteinander
verbunden, und wenn du irgendjemandem eine Freude
machst, freut es auch dich selbst. Du wirst gestärkt. Das
ganze Netzwerk der inneren Verbindungen wird auf diese
Weise erneuert und geheilt.

Vielleicht kennst du also jemanden, der gerade Probleme
hat – welcher Art sie auch seien. Nimm diesen Menschen
beim Einatmen sehr liebevoll in dein Bewusstsein auf,

denke an ihn und spüre ihn. Beim Ausatmen schicke ihm
Liebe und viel Glück! Wenn du innerlich sagen willst:
„Ich liebe dich!" oder „Ich wünsche dir viel Glück!" oder
„Gute Besserung!", „Viel Kraft!", „Ich denke an dich!",
dann tu das ruhig. Letztlich kommt es aber nur darauf an,
dass du ihm mit deiner bewussten Annahme und
Aufmerksamkeit Energie schickst, die eine heilsame,
liebevolle und ermutigende Schwingung besitzt.
Verschenke also deine Gefühlsenergie! Schicke Licht oder
einen imaginierten Strom aufrichtiger Liebe oder
Heilkraft! Du kannst natürlich auch für diesen Menschen
beten. Aufrichtige Gebete sind wie göttliche Medizin.
Halte dich also nicht zurück! Aktiviere und sende
göttliche Energie! Erneuere auf diese Weise eure
Freundschaft, und spüre, wie gut dies auch dir tut. Es ist
ein Segen, den du verschickst.

*Einatmen: Nimm deine Freundin oder deinen Freund
liebevoll in dein Bewusstsein auf! Spüre hin!
Fühle deine Anteilnahme und schenke Aufmerksamkeit!*

*Ausatmen: Liebe und Heile! „Ich liebe dich!" „Viel
Glück!"*

Du kannst die Übung der Heilatmung auch mit und für
Menschen praktizieren, die du persönlich gar nicht kennst.
Ja, du kannst sie für ganze Gruppen, Gemeinschaften oder
Volksgruppen praktizieren. Lieben und heilen ist niemals
falsch. Vielleicht hörst du, dass sich irgendwo in der Welt
eine Naturkatastrophe ereignet hat und viele Menschen
dort nun leiden müssen. Schicke ihnen etwas Licht und
Kraft! Vielleicht hörst du von einem sinnlosen
Kriegsgeschehen, Ungerechtigkeit oder irgendeiner

Gewalt irgendwo. Schicke ein paar gute Gedanken!
Schicke Ermutigung, Liebe und Mitgefühl! Wenn du
willst, kannst du auch einem ganzen Land oder dem
Planeten Erde positive Energie und liebende Zuwendung
senden. Löse die Not und das Leiden auf und stärke den
Frieden und die Freude, wo immer es dir möglich ist. Es
ist dir doch nicht egal!

*Heilung ist ganz natürlich! – Spüre und heile! Erkenne
das Leid, nimm es an und löse es auf durch dein
Mitgefühl, deine Zuwendung, deine Aufmerksamkeit, deine
Liebe und deine wunderbare Kraft der Heilung!*

Das Wunder der Heilung – Inspirationen für den Weg 6

Alle Heilung geschieht letztlich durch Liebe. Die Liebe ist das magische Lebenselixier, die heilige Medizin, die alles wieder richten kann und wird. *Liebe ist wirklich allmächtig,* und sie fließt in diesem Augenblick durch deine Glieder, deine Zellen und deinen Geist. Dein ganzes Wesen wird gesund.

Es gibt besondere Orte, an denen die Heilkraft ausgesprochen leicht und mühelos wirken kann. Dies mögen spezielle Kraftorte in der Natur sein oder auch heilige Plätze oder Gebäude. *Der heiligste und kraftvollste Ort ist jedoch dein eigenes liebendes Herz.* Du musst nicht lange suchen. Es ist doch ganz nah!

Erwarte immer das Beste! Hoffe auf dein Glück und versuche, es jetzt schon in deinem Innern zu spüren! Sei voller Zuversicht, denn deine Ahnung täuscht dich nicht. *Da ist eine Kraft, die dich selbst in den schwierigsten Stunden trägt und beschützt.* Sie bringt dir Heilung und guten Mut. Sorge dich nicht!

Alle Probleme in deinem Leben lassen sich lösen. In Wahrheit sind sie bereits gelöst, denn *dein innerstes Wesen ruht in Gott, und hier ist alles vollkommen und gut.* Nur auf den äußeren Ebenen des Geistes und Körpers können Probleme auftauchen, doch auch diese Angelegenheiten kannst du durch eine liebende, gelassene Haltung zum Guten führen und verwandeln. *Du kannst alle Wunden heilen.* Heile dich selbst!

Vertrauen hat eine entspannende, verwandelnde und erneuernde Kraft. Es verwandelt Angst in Zuversicht, Hass in Liebe und Ärger in Freude. Es löst die Spannungen und Konflikte auf und bringt das Leben wieder zum Fließen. Die Schmerzen werden gelindert, und all das Gute beginnt zu strahlen und sich zu entfalten. *Im Vertrauen geschieht Heilung ganz von selbst.*

Die Welt braucht Heilung und Frieden. So vieles ist in Unordnung geraten, und an manchen Orten hat sich geradezu ein Chaos eingestellt. So vieles ist krank geworden. Die ganze Welt soll sich erholen und regenerieren! – *Beginne bei dir selbst! Bring dich in Einklang mit dir selbst* und finde zu deiner natürlichen Harmonie zurück! Wenn dir das gelingt, hilfst du der ganzen Welt.

Krankheit ist nichts anderes als das Gefühl, von deinem innersten Wesen getrennt zu sein. Es ist ein Spalt entstanden, eine Lücke zwischen dir und deiner Seele, und diese Kluft kann richtig weh tun. – Erinnere dich doch! Entspanne und spüre! *Du bist nicht wirklich getrennt. Du warst es nie. Komme wieder in Einklang mit dir selbst und alles ist gut.*

Heile dich selbst! Das ist die natürlichste und erfolgreichste Form der Heilung. *Wecke deine Selbstheilungskräfte und lass sie wirken!* In dir entspringt eine Quelle strahlender Gesundheit, aus der du jederzeit schöpfen und trinken kannst. Erforsche dich und finde diese Quelle! *Du bist mit der Kraft Gottes verbunden* und kannst diese Kraft für dich nutzen.

Wenn du das Leben liebst, liebt das Leben auch dich. Du wirst Unterstützung erhalten – Zuversicht und guten Mut. Du wirst Inspirationen und Impulse erhalten, und auch die mächtige Heilkraft der Natur wird zu dir strömen und dich durchfluten. *Das Leben lässt dich nicht im Stich,* denn du bist ein Kind des Lebens. Wie eine Mutter sich um ihr Kind kümmert, so wirst auch du vom Leben getragen, geheilt und geliebt.

Habe keine Angst vor dem Tod! Du wirst nicht sterben. Du kannst es nicht. Du wirst einfach mit deinem Lichtkörper weiterleben – das ist alles. Du erhebst dich aus deiner physischen Gestalt, und dein Bewusstsein wird sich in wunderbarer Weise in Ebenen höherer Schwingung erheben – zurück zu deiner ursprünglichen Heimat. Habe überhaupt keine Angst! Fürchte dich nicht! Es wird sogar Freude machen.

Du wirst aus jeder Krise wieder erwachen – mag sie auch noch so dunkel und schwer sein. Betrachte eine Krise wie einen Reinigungs- und Verwandlungsprozess. Du kannst dabei reifen und deine Einsichten vertiefen. Sei gewiss: *Letztlich wirst du wie ein Phönix aus der Asche neu erstehen – strahlender und prachtvoller als je zuvor.*

Du befindest dich immer – gerade jetzt! – mitten in einem mächtigen Feld heilender Energie. Du bist von diesem Heilfeld sogar vollkommen durchdrungen. Doch dein Bewusstsein ist manchmal abgelenkt und nicht auf die heilende Schwingung eingestimmt. Du erzeugst Frequenzen in dir, die es der Heilkraft unmöglich machen,

in dir zu wirken. *Entspanne also! Stimme dich wieder ein!
Vertraue und lass die Heilkraft wirken!*

Heilung ist ein schöpferischer Prozess. Sie ist ein überaus
kreatives Geschehen und wird von innerer, göttlicher
Weisheit inspiriert und gelenkt. Vertraue Gott und
vertraue dir selbst! Habe Mut und lass die Veränderungen,
die geschehen wollen, geschehen! *Wenn du deiner inneren
Natur vertraust, geschieht Heilung ganz mühelos und wie
von selbst.*

*Heilung ist einfach.
Heilung ist ganz natürlich.
Lass die Heilung geschehen!*

Engel und die geistige Welt

Ich weiß nicht, ob dir bewusst ist, dass du immer von einer geistigen und spirituellen Welt und Wirklichkeit umgeben bist. Die physische Welt ist bei weitem nicht alles, was existiert. Da gibt es unsichtbare, machtvolle Kräfte, die auch in deinem Leben wirken – auch wenn dir das nicht immer ganz klar ist. Doch manchmal spürst du es doch, und wenn du ein wenig darauf achtest und dich auf die geistige Welt einstimmst, kannst du ihr Dasein und ihr Wirken sogar sehr leicht wahrnehmen. Viele Intuitionen und innere Eingebungen kommen von Sphären und Dimensionen, die du nicht mit deinen physischen Sinnen wahrnehmen und erkennen kannst. Doch du besitzt ‚innere Sinne', und wenn du beginnst, dich ein wenig in der Wahrnehmung deiner ‚inneren Impulse', deiner ‚Inspirationen' und ganz allgemein deiner Gefühle zu schulen, wirst du dein Eingebundensein in die unsichtbare, geistige Wirklichkeit klar erkennen können.

Hier wirken Wesen, die du zum Teil kennst. Manche sind dir jedoch, was dein übliches Denken angeht, noch unbekannt. Wenn ein Freund, eine Freundin oder auch ein Familienmitglied, das dir sehr am Herzen liegt, physisch gestorben ist, lebt diese Person natürlich weiter und kann dir aus der geistigen und seelischen Welt beistehen und helfen. Das tut sie auch ganz gewiss. Wenn dir das klar ist und du ganz bewusst um ihre Hilfe bittest und auch dafür dankbar bist, geht es sogar noch viel leichter und natürlicher. Wenn du einsam bist, bitte deine verstorbenen Lieben, dich ein wenig zu trösten. Wenn du krank bist,

dann bitte um Heilung. Sei offen und bereit! Die wahre
Heilung geschieht immer von innen nach außen.

Dann gibt es geistige Heiler und Helfer, die du persönlich
und auch physisch als Mensch vielleicht niemals kennen
gelernt hast. Viele mächtige Geistwesen, Engel und
geistige Heiler freuen sich, wenn sie dir ihre Hilfe
anbieten können. Lass es also zu! Erkläre dich gerne und
ganzen Herzens dazu bereit! Bitte sie darum und freue
dich über die Liebe und Heilkraft, die sie dir zukommen
lassen. Auf der geistigen Ebene werden sogar zuweilen
recht komplexe Heilprozesse angeboten und praktiziert.
Die geistigen Helfer und Engel können oftmals besser als
irgendein physischer Arzt sehen und erkennen, was du
gerade brauchst. Habe also Vertrauen und lass sie wirken!
Du bist beschützt und wirst zweifellos geliebt und geheilt.
Glaube also an die Engel und an die geistigen Heiler!
Glaube an die Existenz und Präsenz deiner Lieben und
Verstorbenen! Glaube an die Güte Gottes! Glaube daran
und vertraue!

*Heilung ist ganz natürlich! – Die Engel wachen über dich.
Geistige Heiler helfen dir und deine Lieben aus der
geistigen Welt stehen dir alle bei. Du bist nicht allein!*

Heilende Hände – Berührungen

In China gibt es ein Sprichwort, das besagt, dass du ein
langes, gesundes und glückliches Leben haben kannst,
wenn du jeden Tag mindestens vier liebevolle
Umarmungen erhältst und auch gibst. ‚Vier Umarmungen‘
– das ist doch eine großartige Medizin, nicht wahr? Habe
keine Angst vor den Umarmungen. Im Gegenteil! Genieße
und feiere sie! Umarme dich selbst und andere! Lass dich
umarmen! Umarme mit deinem Körper, deinem Geist und
deinem Herzen! Lass die Berührung zu und spüre, wie gut
sie dir und den anderen tut. Eine Umarmung ist eine
herrliche Gelegenheit, die Liebe fließen zu lassen. Was
könnte besser sein als dies?

Wenn du jemanden kennst, der dich liebevoll berühren
kann und will, dann erlaube dies doch! In allen
Menschheitskulturen weiß man von der Kraft der
‚heilenden Hände‘. Wenn du einem kranken Menschen
einmal die Hand auf die Stirne oder auf die Brust legst,
dann ist dies manchmal für ihn schon wie eine Erlösung
und eine herrliche, liebende Erfahrung. Halte dich also
nicht zurück – und lass auch dich selbst berühren! Spüre
nur, wie gut das tut! Es ist ein Fest, von einem liebenden
Menschen berührt oder vielleicht sogar etwas gestreichelt
zu werden. Vielleicht kannst du auch eine heilende
Massage erhalten. Da gibt es regelrechte Künstler, die so
etwas ganz hervorragend können.

Doch auch dein Geist kann berührt werden. Wenn dir
jemand einen lieben Brief schreibt – eine E-Mail vielleicht
auch nur – oder dir ein paar aufbauende, freundliche

Worte sagt, dann ist das großartig und unglaublich
wertvoll. Sei dankbar dafür! Und natürlich kann auch dein
Herz berührt werden. Das ist die höchste Form der
Berührung und auch der Heilung. Wenn ein liebendes
Herz dein Herz berührt, gibt es gar nichts Schöneres und
Wirksameres für dich. Du wirst sofort ermutigt und
erfrischt. Lass es also zu – und liebe zurück! Liebe mit
Dankbarkeit, Freundlichkeit und Freude! Lass dich
umarmen, berühren und heilen!

*Heilung ist ganz natürlich! – Eine liebende Berührung
wirkt Wunder. Lass dich im Körper, im Geist und im
Herzen berühren! Lass dich von der Liebe berühren! Zu
lieben ist niemals falsch!*

Der Tanz im Regenbogen – Die Glückswolke

Bitte nimm dir einen Augenblick Zeit und atme ein paar Mal tief durch – und nun besinne dich: Wo bist du gerade? Was ist deine Situation? Bitte, sei ganz ehrlich – doch auch ganz gelassen, locker und entspannt! Wahrscheinlich sitzt oder liegst du irgendwo. Vielleicht stehst du ja auch. Die Erde trägt dich. Sie gibt dir einen festen Halt und freut sich, dass du da bist. Und dann ist da der Raum, der dich umgibt und auch durchdringt. Bitte nimm diesen Raum einmal wahr! Dieser Raum hat keine Grenzen. Er ist offen und frei wie der Himmel, und wenn du es so sehen willst, kannst du sagen, dass du vom Himmel selbst umgeben und durchdrungen bist. Auf Himmel und Erde ist Verlass. Sie heißen dich immer willkommen.

Spüre nun die Liebe und Güte, die von der Erde ausgehen! Achte einmal darauf! Es ist keine Einbildung, sondern vollkommen wahr. Und nun spüre in den Raum – in den Himmel – hinein. Hier bekommst du einen Geschmack von Freiheit, Offenheit, Weite und Unbegrenztheit. Ist es nicht so? Doch du erhältst sogar viel mehr. Spüre ganz ruhig in diesen offenen, weiten und leeren Raum hinein! Wenn du wach und aufmerksam bist, wirst du entdecken, dass der Himmel kein Vakuum ist. Er ist auch nicht einfach Luft. Da ist noch viel mehr. Spüre nur! Der Himmel und der ganze Raum, in dem du dich befindest, ist voller Kraft und Lebendigkeit. In China nennt man dies ‚Chi-Energie‘, in Indien ‚Prana‘. Im Abendland wird manchmal einfach von der ‚Gotteskraft‘ gesprochen. Diese Kraft ist in der Tat lebendig – sie ist göttliches

Bewusstsein. Du befindest dich also mitten in einem
Kraftfeld göttlichen Bewusstseins. In der Regel bemerken
die Menschen das gar nicht, weil sie sich ständig mit
anderen Angelegenheiten beschäftigen. Doch du kannst es
jetzt schon ein wenig spüren oder zumindest erahnen,
wenn du darauf achtest. Wirklich bewusst wird es dir
jedoch erst dann, wenn du gut auf das ‚Göttliche'
eingestimmt bist. Und was ist das? Das ‚Göttliche' ist
nichts anderes als Glück, Liebe und Frieden. Es ist
Lebenskraft – reine, positive Energie. Spüre doch! Es ist
alles da. Es steht dir voll und ganz zur Verfügung.

Stelle dir vor, du wärst ein kleiner Magnet und ziehst
genau das an, was du zu deiner Heilung und deinem
Wohlbefinden gerade brauchst. Glück, Liebe und Frieden
sind im Übermaß vorrätig. Es herrscht wirklich kein
Mangel. Du musst dich nur einstimmen und
empfangsbereit sein, dann kann das Glück in dir wirken –
ebenso wie die Liebe, die Schönheit und der Frieden.
Erkläre dich also bereit und stelle dir nun noch einmal vor,
dass du dich gerade mitten in einer ‚Glückswolke'
befindest. Es ist eine so delikate und köstliche Energie! Ja,
es ist einfach herrlich, diese Energie zu spüren und zu
genießen. Du bist mitten im Glück und in der Liebe. Ist
das nicht großartig?!!

Und nun – wenn du willst – stelle dir vor, diese herrliche
Gotteskraft, oder diese köstliche Liebes- und Glückswolke
sei voller Farben. Es sind freundliche und angenehme,
erfrischende Farben. Du befindest dich nun mitten in
einem Regenbogen – dem *Regenbogen der Heilung*. Das
ganze Farbspektrum steht dir zur Verfügung und du kannst
dich leicht und mühelos in diesem kosmischen

Regenbogenlicht bewegen. Wenn du willst, tanze doch ein
wenig! Tanze mit den Farben! Du kannst im Geist tanzen,
aber auch physisch. Höre vielleicht eine Musik, die dir
gefällt, und tanze! Tanze und bewege dich mitten im
Regenbogen und spüre, wie gut dir das tut! Es ist eine
Freude und ein großer Spaß. Deine eigene Lebenskraft
verbindet sich mit den göttlichen Farben und Energien,
und so gelingt das Spiel und die Heilung ohne jede
Anstrengung. Es macht wirklich große Freude.

*Heilung ist ganz natürlich! – Tanze im Licht des
Regenbogens! Atme und trinke die heilende Energie! Sei
empfangsbereit und lass die Gotteskraft wirken!*

Heiterkeit, Humor und Leichtigkeit

Wenn ein Mensch Sorgen hat, sich krank fühlt und niedergeschlagen ist, ist es für die Heilkraft gar nicht so leicht, in ihm zu wirken und die Dinge zum Besseren zu wenden. Schlechte Laune, Trotz und Missmut lähmen und blockieren die Heilung. Allerdings sind diese Geisteshaltungen und Gemütsverfassungen natürlich gut zu verstehen, wenn sich Krankheiten oder auch andere Probleme ins Leben eingeschlichen haben. Wie kann man denn fröhlich und gutgelaunt sein, wenn alles so trübe und hoffnungslos aussieht?

Nun ja. Der Verstand denkt vielleicht so negativ und unwillig, doch nicht unser Herz und auch nicht unser zuversichtlicher, hoffnungsvoller Geist. In uns ist immer ein Teil, der an sein Glück glaubt und auch einen Weg aus dieser Misere heraus kennt oder findet. Zuweilen wird dieser Teil oder Aspekt unseres Wesens von all dem Schweren einer Situation verdeckt und unterdrückt, doch nach und nach wird er sich wieder melden und Wege finden, sich bemerkbar zu machen. Bitte mach dir klar: Dieser hoffnungsvolle, zuversichtliche Teil deines Wesens ist dein Leben selbst. Es verlässt dich nie und ist immer bereit, dich zu führen und zu inspirieren. Es ist dein wahres Wesen. Du bist es selbst! Die Zähigkeit des Unmuts, die Krankheit und die Schwere der Situation mögen es dir gerade nicht eben leicht machen, wieder auf Vordermann zu kommen, doch früher oder später wird es dir gelingen.

Wenn du das weißt, kannst du es der Heilkraft und dir selbst etwas leichter machen. Versuche doch, die Dramatik deiner Situation etwas herunterzuspielen und erlaube dir dann und wann ein paar optimistische, fröhliche und aufbauende Gedanken! Beschäftige dich mit etwas, das dich erheitert! Vielleicht kannst du sogar wieder einmal lachen oder wenigstens schmunzeln oder lächeln. Richte deinen Geist auf etwas, das dich irgendwie erfreut! Das kann ruhig etwas vollkommen Idiotisches oder Dummes sein, doch wenn es dich entlastet und erheitert, ist es die richtige Medizin. Erlaube dir verrückte Fantasien, Träume und Vorstellungen, die dir ein gewisses Gefühl von Freiheit, Erleichterung und Entlastung geben. Vielleicht lenken sie dich auch nur von der Schwere deiner Situation ab, aber die leichteren, unbeschwerten Schwingungen deiner Träume wirken. Du kannst dir auch lustige Filme anschauen, interessante Bücher und Geschichten lesen oder ein paar schöne Bilder betrachten. Sehr hilfreich wäre es, wenn du dir selbst ab und zu ein paar gute Witze erzählst – oder du lädst deine Freunde ein, dir welche zu erzählen. Es soll dich heiter und fröhlich stimmen. Das ist es, um was es geht.

Was immer dir hilft, ist willkommen. Heiterkeit, Fröhlichkeit, Zuversicht, Leichtigkeit, Unbeschwertheit und Humor sind Hilfen für die Heilkraft – ja, sie selbst sind wertvolle Heilkräfte. Stimme dein Gemüt nun wieder optimistisch ein – ein bisschen wenigstens! Tu es dir zuliebe! Du bist es allemal wert. Erlaube dir gute Gedanken und einen positiven Geist und spüre, wie sich alles verbessert!

*Heilung ist ganz natürlich! – Heiterkeit und Leichtigkeit
sind wunderbare Freunde. Sie unterstützen dich und
lassen alles Gute mühelos geschehen. Habe Zuversicht!
Habe Freude! Habe Humor!*

Die Kraft der Freundschaft

Einer der kraftvollsten, tiefsten und heiligsten
Heilfaktoren ist eine echte Freundschaft. Gute Freunde
sind gewiss nicht mit Gold aufzuwiegen – und mit etwas
anderem auch nicht. Freundschaft ist einfach das
Wertvollste, Schönste und Wichtigste in unserem Leben.

Gute Freunde inspirieren sich gegenseitig. Sie sind
glücklich, wenn sie sich sehen. Sie freuen sich und lieben
sich. Freunde bauen einander auf, schenken sich guten
Mut und sprechen sich zu. Sie unterstützen sich gerne und
helfen einander. Ein wahrer Freund ist ein Mensch – es
kann auch ein anderes Lebewesen sein – der dich so
annimmt und liebt, wie du bist. Ja, er liebt dich sogar, weil
du gerade so bist, wie du bist. Weil er mit den Augen der
Liebe auf dich blickt, kann er dich so sehen, wie Gott dich
sieht. Du bist eine echte Bereicherung für sein Leben, und
er ist es für dich. Mach dir also bitte den Wert von
Freundschaft bewusst und schätze und ehre deine
Freunde! Sie sind es wert – und du ebenfalls.

Echte Freunde sind ehrlich zu dir. Sie sagen dir ihre
Meinung, und die muss nicht unbedingt auch deine sein,
auch wenn dies oft der Fall ist. Freunde können sich
durchaus einmal streiten und auseinandersetzen, jedoch
nie so sehr, dass ihre Freundschaft dabei Brüche bekommt.
Darauf muss jeder achten, denn nichts ist es wert, dass
eine echte Freundschaft zerbricht. Wenn es einem
Menschen schlecht geht, wenn er krank ist oder Sorgen
hat, sind gute Freunde in der Regel die besten Heiler. Sie
geben dir Mut und sagen dir, wie wichtig es ist, dass du

wieder auf die Beine kommst. Vielleicht sagen sie es nicht, aber sie vermitteln es dir doch. Du liegst ihnen einfach am Herzen. Eine Freundschaft ist Grund genug, wieder gesund zu werden. Kannst du es spüren?

Nun, es ist so, dass nicht immer ein guter Freund an deiner Seite ist. Vielleicht hast du gar keine echten Freunde – oder es kommt dir zumindest so vor. Vielleicht bist du sehr allein und auf dich gestellt. Auch in einem solchen Fall bist du keineswegs verloren. Sei dir doch selbst ein guter Freund! Liebe dich selbst und ehre dich selbst! Freue dich an dir selbst und erkenne, wie wunderbar und einzigartig du bist!

Wenn du das tust und deine Freundschaft mit dir selbst stark und stabil ist, wirst du gewiss auch andere Freunde finden. Von dir geht Freundschaft aus, und das macht es auch für andere leicht, dein Freund zu werden.

Freundschaften vertiefen sich mit der Zeit. Oft beginnen sie als reine Bekanntschaften, doch je näher man sich kennen lernt und je länger und tiefer euer Beisammensein ist, umso strahlender und tiefer kann auch die Freundschaft werden. Pflege also deine Freundschaften – auch die Freundschaft mit dir selbst! Lass das Gute, Wertvolle und Heilsame in deinem Leben wachsen!

Heilung ist ganz natürlich! – Gute Freunde wirken immer heilend und aufbauend aufeinander. Sie machen sich gegenseitig Mut und wissen, dass es sich lohnt zu leben und beisammen zu sein. Sie sind die Erfüllung des Seins.

Gib alles Schwere in die Hand Gottes

Vielleicht hast du schon einmal folgenden Spruch gehört oder gelesen: *„Kommt her, ihr schwer Beladenen! Gebt euer Elend und eure Last in meine Hände, damit ihr wieder frei und unbeschwert atmen und leben könnt!"* So, oder so ähnlich, lautet eine der Botschaften Gottes. Was für ein Angebot! Was für eine geniale Idee! Wir können alle unsere Sorgen, Schwierigkeiten, Krankheiten einfach in die Hand Gottes legen – und haben sie dann los. Gott kommt mit allem klar. Er ist die Urkraft selbst und hat die Weisheit und Fähigkeit, jede Angelegenheit zum Guten zu verwandeln. Es ist Seine Natur.

Nun, unser Verstand mag sagen: „Mach dir doch nichts vor! Das ist nur eine Vorstellung und sie funktioniert ja offensichtlich überhaupt nicht." Doch unser Verstand versteht eben nur sehr wenig. Er ist, was ‚Gott' betrifft, unglaublich beschränkt. Eigentlich hat er gar keine rechte Ahnung. Unser Herz – unsere Seele, unser Bewusstsein – jedoch, weiß Bescheid und spürt sofort, dass diese Aufforderung, die eigene Last abzugeben und loszulassen, ehrlich gemeint ist. Es ist ein ganz solides Angebot ohne Hintergedanken. Wenn der Verstand das nicht versteht, können wir ihm verzeihen. Doch hier geht es schließlich um unser lebendiges Sein – um unsere Existenz, um die Qualität unseres Lebens.

Wenn wir innerlich all unsere Sorgen und Schwierigkeiten wirklich einmal abgeben und loslassen – wenn wir also Vertrauen haben und uns das Loslassen wirklich gelingt – dann fühlen wir uns sofort erleichtert und entlastet. Viele

Menschen haben diese herrliche Erfahrung schon
gemacht. Wenn unser Verstand unseren Glauben und
unser Vertrauen jedoch untergräbt und vereitelt, klappt es
natürlich nicht. Dann sind wir noch nicht bereit, wirklich
loszulassen und abzugeben. Die vielen Zweifel, Ängste
und Bedenken sabotieren unseren Wunsch nach
Erleichterung und Gesundheit und machen es uns schwer,
die Heilung wahr werden zu lassen. Das Loslassen ist
wirklich eine hohe Kunst, und wir würden uns einen
großen Gefallen tun, wenn wir diese Kunst erlernen und
meistern.

Vielleicht glaubst du aber auch gar nicht an ,Gott'. Dann
wäre es ja wirklich Unsinn, dein Leid in die ,Hände
Gottes' zu legen. Doch an irgendetwas glaubst du ja doch.
Gib deine Sorgen doch einfach in den Wind – oder
übergib sie dem Wasser und lass sie von dir abfließen,
wenn du unter der Dusche stehst! Gib sie dem Himmel
oder der Erde! Gib sie dem Universum! Das ist im Grunde
eigentlich egal. Wichtig ist nur, dass du sie abgibst und
nicht länger ständig mit dir herumträgst.

Du kannst dir auch ein paar raffiniertere Vorstellungen zu
Eigen machen. Stelle dir vor, du besitzt einen Zaubersack,
und immer, wenn dir etwas Ungesundes, Unangenehmes
oder Belastendes begegnet oder an dich herangetragen
wird, nimmst du es freundlich an und steckst es in deiner
Fantasie dann einfach in diesen Sack. Wenn du dir lieber
eine Schachtel oder eine Dose vorstellen willst, nur zu!
Dein Sack hat eine magische Fähigkeit. Er bewahrt diese
Angelegenheiten sicher in sich auf, so dass sie dir nicht
länger schaden können, und zudem verwandelt er sie. Er
verwandelt sie in etwas Gutes. Er ist wie ein kraftvoller,

magischer Magen, der selbst die härtesten und
schmerzhaftesten Brocken ganz leicht und mühelos
verdauen kann. Das ‚Gute', das in diesen ‚Brocken' oder
Angelegenheiten gefangen war, wird erlöst, und die
Bedrohung und Gefahr – oder einfach das Belastende –
wird in nichts oder in Licht verwandelt.

Wenn du diese Übung praktizieren willst, betrachte sie
wie ein Spiel – ein Kinderspiel. Nimm es nicht so
verbissen und so ernst! Versuche es einfach und gib
deinem Sack oder deiner Dose oder der Hand Gottes doch
die Gelegenheit, dir zu zeigen, dass die Magie wirklich
wirkt. Es ist ein Liebessack. Er besteht aus purer
Freundlichkeit und Positivität. Das Ungute kann sich hier
einfach nicht länger halten, und so verwandelt es sich in
etwas sehr Vorteilhaftes und Gutes. Es ist wie eine
alchimistische Transformation – eine echte Heilung! Mach
das Experiment!

*Heilung ist ganz natürlich! – Gib deine Krankheiten,
Sorgen und Lasten ab! Halte sie in das Licht der Liebe
und der Heilung! Erleichtere dich! Du musst all das
Schwere nicht mit dir herumtragen. Lebe leicht und
gesund!*

Das Wunder der Heilung – Inspirationen für den Weg 7

Wenn du regelmäßig meditierst und in die Stille eintauchst, wird sich dein Geist öffnen und spürbar beruhigen. Nach und nach wirst du immer vertrauter mit der Ebene, aus der du deine Kraft beziehst. *Kehre zu deinen Wurzeln zurück und erkenne dein wahres Selbst! Genieße dein Heilsein und atme Frieden, Liebe und Licht!*

All die Jahre, die du bisher gelebt hast, warst du auf wunderbare Weise beschützt. Du hast Krisenzeiten überstanden und wahrhaft dunkle Stunden überwunden. *Auch heute, an diesem Tag und in dieser Stunde, bist du behütet und beschützt. Das Leben selbst wacht über dich und freut sich ungemein an deiner Existenz.*

Wahre Heilung geschieht immer von innen nach außen. *Dein innerstes Selbst ist vollkommen heil und gesund, und von hier aus kannst du dich wieder aufrichten und ordnen.* Äußere Gaben und Anwendungen wie Medizin und Therapie sind natürlich willkommen, doch sie unterstützen letztlich nur den Heilvorgang, der von deinem inneren Wesen geleistet wird. *Der wahre Heiler bist du selbst!*

Erlaube dir nicht, dich in einer Wolke aus Misstrauen und Unzufriedenheit zu verstecken. *Komm heraus aus dieser schlechten Stimmung und lass die Sonne wieder in dir scheinen!* Du hast eine heitere – ja lustige – Natur, die blühen und strahlen will. *Komm heraus und schreite ins Licht!*

Lege einmal die Hände auf deine Brust und spüre dein Herz. Nimm dir Zeit! Spüre ganz still und voller Achtsamkeit, was nun geschieht. Aus deinem Herzen strömt eine wohltuende, kostbare Heilkraft, die dich sanft berührt und liebevoll durchflutet. Fühle und spüre diese Liebe – und lass sie fließen! *Liebe heilt!* Die Liebe wirkt tiefer und geheimnisvoller, als du es dir vorstellen kannst.

Dein Atem verbindet spielend und mühelos alle Ebenen und Aspekte deines Seins. Er versorgt dich mit frischer Energie und neuer Kraft. Im Atem strömt Seelenenergie, und *so kann schon alleine durch ein ruhiges, tiefes Atmen das ,Wunder der Heilung' geschehen.* Lass alle Widerstände und Vorbehalte los und vertraue deinem Atem! *Vertraue dem Leben, das du bist!*

Überall um dich herum ist Liebe. Alles ist vollkommen durchdrungen davon. *Nimm diese Liebe an und lade dich mit ihr auf!* Sie heilt dich und schenkt dir Mut und Inspiration. Du bist nicht allein. *Du lebst mitten in der Gegenwart Gottes.*

Lass dich ein in dein Inneres! *Betritt den 'Tempel der Heilung und des Lichts'!* Ein köstlicher Segen wartet auf dich. Hier kannst du entspannen und dich wundervoll erfrischen. Jede Zelle, jedes Organ und jedes Glied wird von neuer Vitalität erfüllt, und auch dein Denken und dein Verstand werden gereinigt und geklärt. Lass also los und betritt den 'Tempel der Heilung'! *Entspanne und genieße!*

In dir wirkt eine weise und geheimnisvolle Kraft. Sie ordnet unentwegt dein Leben und gibt dir Hinweise und Zeichen für den Weg. Zuweilen sind es klare, deutliche

Impulse, die du unmissverständlich spürst, doch
manchmal spricht sie auch nur zart und leise. Sie drängt
sich dir nicht auf. *Gib deiner Seelenstimme genügend
Raum und lerne, gut auf sie zu hören!*

Du kennst den Spruch: *"Klopfe an, und dir wird aufgetan.
Bitte, und dir wird gegeben."* Wenn du Heilung wünschst
und aufrichtig ersehnst, dann Bitte doch darum! Bitte Gott
um Heilung! Bitte und bete aus deinem tiefsten Herzen!
Lade Heilung zu dir ein! Stelle dich ganz darauf ein!
Erwarte ein Wunder und mach dich bereit! Und dann:
Lass die Heilung wirklich geschehen!

*In jedem Menschen gibt es einen Ort, der immer intakt,
unversehrt und vollkommen gesund ist. Es ist dein
innerstes Herz* – dein wahres, göttliches Wesen. Alle
Heilung geht letztlich von hier aus. Dieser Ort ist
manchmal überlagert und verdeckt von Sorgen, Ängsten
und Schmerzen, doch er ist immer da und wartet nur
darauf, dass du dich ihm zuwendest und ihn besuchst. –
Nimm ganz bewusst Kontakt mit ihm auf! Befreie dich!
Heile dich! *Spüre deine Kraft und vertraue dir selbst!*

Spüre den Fluss des Lebens in deinem Innern und gib dich
diesem Fluss vollkommen hin – vertraue dich ihm an!
Lass los und tauche ein! Dieser Strom wird dich tragen
und in die richtige Richtung führen. Du wirst staunen:
Dies ist ein Fest – eine unglaubliche Freude! *Im Grunde
musst du gar nichts anderes tun, als zu entspannen und zu
vertrauen.*

Es gibt Zeiten, in denen zu viele Dinge passieren. Ständig
verändert sich alles, und manchmal geschieht dies so

rasant und überstürzt, dass du dich hilflos und überfordert fühlst. *Achte darauf, dass du nie den Kontakt zu dir selbst verlierst* – den Kontakt zu deinem Herzen. *Gönne dir Ruhe und Stille! Die Stille wirkt. Die Stille heilt.*

Lass die Heilung doch geschehen! Lasse los und gib dem Fluss deiner Natur freien Lauf! Dein inneres Wesen ist kraftvoll und weise. Es kennt Wege und Möglichkeiten, die deinem begrenzten Verstand noch verborgen sind. *In dir wirkt eine Energie, die dich trägt, behütet und beschützt.* Du kannst vollkommen vertrauen.

Heilung ist einfach.
Heilung ist ganz natürlich.
Lass die Heilung geschehen!

Der Jungbrunnen

Du hast bestimmt schon von Geschichten oder Märchen
gehört, die von einem magischen Jungbrunnen berichten.
Wer immer in einen solchen Jungbrunnen eintaucht,
erneuert sich auf wunderbare Weise und wäscht all seine
Gebrechen und Krankheiten von sich ab. Es ist die reine
Magie. Du musst nur eintauchen und vielleicht auch
einmal untertauchen, und schon bist du erneuert und
geheilt.

Unser nüchterner Verstand tut solche Geschichten gerne
als Unsinn ab. Für einen erwachsenen, rational denkenden
Verstand sind solche Vorstellungen reines Wunschdenken,
und wahrscheinlich hat dieser Verstand ja auch recht.
Doch Wünsche sind wirksam! So ist es doch? Nicht
einmal ein aufrichtig denkender Geist oder Verstand kann
dies leugnen oder bezweifeln. Sehr, sehr vieles in unserer
Welt hat sich nur deshalb ereignet, weil wir uns dies
gewünscht haben. Dies ist gewiss eine Tatsache – ein sehr
nüchternes Faktum. Lass also selbst eine solch fantastische
Vorstellung wie die von einem Jungbrunnen einmal in dir
wirken! Gib diesem Märchen eine Chance! Erlaube dir
doch – zumindest in deiner Fantasie – in einen solchen
Jungbrunnen einzutauchen, und lass den Segen dieses
Brunnens auf dich wirken! Es ist ein wunderschöner
Traum und eine köstliche Idee! Wenn du es dir erlaubst,
werden deine Zellen, Organe und dein ganzer Leib dies
miterleben und spüren – und letztlich werden auch dein
Geist und sogar dein denkender Verstand davon erfrischt.

Ein Jungbrunnen ist letztlich nur eine Art Idealvorstellung von einem Bad – einem Erholungsbad. Gönne dir doch einmal ein solches Wohlgefühl! An vielen Orten der Welt gibt es sogenannte Kurbäder und Heilquellen, deren Wirkung durchaus erstaunlich ist. Doch auch ein angenehmes, entspannendes Bad in deiner Badewanne kann durchaus schon einen solchen Effekt haben. Entspanne dich! Erfreue dich! Erhole dich! – Genieße dein Bad und spüre ganz ruhig und ehrlich nach, ob da nicht doch eine gewisse Erfrischung und Verjüngung stattgefunden hat – denn das hat sie in der Tat. Du gibst deiner Jugend wieder Raum und sammelst Ruhe, Frieden, Heilung und Kraft.

Wenn du an einem Fluss, einem See oder vielleicht sogar am Meer wohnst, kannst du ja einmal dort baden gehen. Gerade die Erfahrung, in den Ozean einzutauchen, ist absolut herrlich und stark. Der Ozean befreit dich und schenkt dir eine unfassbare Kraft und Freude, wenn du innerlich dazu bereit bist. Probiere es aus! Doch ganz egal, wo du nun badest, lass es ein feierliches, erfüllendes Erlebnis für dich sein! Das Alte, Verbrauchte und Schmutzige wird abgewaschen, und eine neue Reinheit, Frische und Jugend kehren bei dir ein. Das ist doch großartig, nicht wahr?!

Heilung ist ganz natürlich! – Tauche ein in die Quelle der Heilung, entspanne und lass dich erneuern und heilen!

Schönheit, Kreativität und Kunst

Bei jeder Heilung geht es immer darum, sich wieder in Übereinstimmung mit dem inneren Wesen zu bringen. Dein inneres Wesen ist kerngesund. Es ist die Quelle aller Heilung, und alle anderen Therapien oder Medizingaben unterstützen die Heilung bestenfalls, die letztlich immer von deinem Inneren ausgeht. Bitte mache dir also klar: In deinem Inneren bist du vollkommen okay und gesund. Deine Seele – beziehungsweise dein ‚inneres Wesen‘ – ist göttlicher Natur. Verbinde dich mit diesem inneren Wesen. Es kann dir Wege zeigen, die dich regenerieren und heilen können. Die Kraft und Schwingung deines Inneren ist die Medizin, die dir wirklich helfen wird. Alles, was dir hilft, dass die Schwingung deines wahren, gesunden Wesens dich besser und müheloser erfüllt und daher leichter in dir wirken kann, ist willkommen. Da gibt es viele Möglichkeiten, die du ganz bewusst nutzen kannst. Tu dies also! Finde Wege, die es dir leicht machen, mit dir selbst – mit deiner Seele – in Übereinstimmung zu kommen! Spüre selbst nach, was dies sein könnte! Das ist gar nicht so schwer.

Einer der schönsten Wege, der dich zunächst an dein Inneres erinnert und dich dann aber auch näher zu dir selbst führen wird, ist ganz einfach die *Schönheit*. Schönheit ist einer der wunderbarsten und wertvollsten Heilfaktoren, der uns zur Verfügung steht. Jeder Mensch hat einen gewissen Zugang zur Schönheit und jeder kann selbst spüren, was für ihn schön und wertvoll ist. Nutze dies also! Lass dich auf Schönheit ein – auf das, was du als schön empfindest! Das ist für jeden Menschen gewiss etwas anderes, doch wenn du ehrlich nachspürst, werden dir viele Dinge und Situationen einfallen. Entwickle also deinen Sinn für Schönheit! Halte Ausschau danach! Wo könntest du etwas finden oder entdecken, das du als wahrhaft wunderbar und schön erachtest?

Schönheit selbst ist eine der Qualitäten deiner Seele, und jedes Mal, wenn du von der Schönheit berührst wirst – was und wie es auch sei – kommst du wieder in Kontakt mit deinem inneren Wesen. Schau doch einmal in die Natur! Sehr vielen Menschen fällt es ganz leicht, die Schönheit der Natur wahrzunehmen und bewusst zu erkennen. Wenn dir dies gelingt, erfreut es dein Herz. Deine Stimmung und Laune verbessern sich, und so kann die Heilkraft leicht und mühelos fließen und wirken. Wenn du etwas wirklich Schönes siehst, hörst oder auf eine andere Weise wahrnimmst, erhöht es deine Schwingung. Sei bereit! Lass dich berühren! Die ‚höhere‘ Schwingung deiner Lebensenergie bedeutet Zuversicht, guten Mut, Hoffnung und letztlich sogar Wohlsein und Genuss.

Vielleicht magst du Musik. Lass dich von den Klängen und Melodien verzaubern! Musik ist selbst nichts anderes als Schwingung. Wenn dir eine Musik aufrichtig gefällt, und du lässt sie einfach auf dich wirken, dann kann sie Wunder vollbringen. Lass es zu! Gib dich hinein! Erlaube es dir! Doch bitte achte stets darauf, dass sie dich auch wirklich erfreut, wenn du sie hörst. Manchmal kann selbst die ‚schönste‘ Musik unangebracht sein, wenn Zeit und Situation nicht passen. Es kommt auf deine Gefühle an, verstehst du? Wenn du dich gut fühlst, ist es auch gut.

Vielleicht singst du auch gerne. Wenn es in deiner
Situation möglich ist, dann singe doch! Beim Singen bist
du selbst das Instrument, das die herrlichen und heilenden
Klänge erzeugt. Singe Lieder, die dir gefallen, die du
magst! Welch eine Freude!

Natürlich kannst du Schönheit auch in der Dichtung, der
Schriftstellerei, in Filmen, in der bildenden Kunst und in
der Kunst überhaupt finden. Die Kunst ist sehr vielfältig,
und das ist ein großer Vorteil. Nicht alles gefällt jedem,
doch so soll es auch sein. Für jeden ist aber etwas dabei,
und es ist jedes Mal eine große Freude, wenn du etwas
entdeckt oder gefunden hast, das dir wirklich gefällt oder
dich anspricht. Werde dir also darüber klar, was dir gefällt
und was du magst, und gehe diesen Richtungen nach! Die
Schöpferkraft hat nicht nur in der Natur Unglaubliches
hervorgebracht. Auch die menschliche Kreativität hat
schon viele Wunder und Werke entstehen lassen, die dich
begeistern können und zum Staunen bringen, wenn du
dich wirklich einmal darauf einlässt. Lass dich also von
der Kunst inspirieren und begeistern! In jedem echten
Kunstwerk ist ein bestimmter Aspekt des Himmlischen auf
die Erde gekommen und steht nun den Menschen zur
Verfügung.

Die Kunst liebt es natürlich, wenn sie gefeiert und
gewürdigt wird. Ganz zurecht natürlich. Sie vermittelt uns
eine Schönheit, die wir sonst nicht finden könnten. Das ist
nicht nur spannend und außerordentlich interessant,
sondern eben auch sehr heilsam und wohltuend. Bitte
spüre selbst, was dir besonders gut tut und was dich
anspricht. Jedes Werk hat seine eigene Schwingung, und
du musst selbst spüren, ob dir diese Schwingung gerade

hilft, ob sie dich aufbaut und erhebt, oder eben nicht. In
der Kunst der Menschen kannst du gewiss auch vieles
links liegen lassen. Sei ein wenig achtsam und erlaube dir,
wählerisch zu sein. Die Kunst hat schon unzählig vielen
Menschen geholfen, über schwierige Wegstrecken im
Leben hinweg zu kommen. *Echte Kunst gibt Kraft.* Das
kannst du gewiss sofort selbst spüren. Nutze diese
Angebote doch! Sie sind außerordentlich wertvoll.

*Heilung ist ganz natürlich! – Lass dich von Schönheit
inspirieren! Lass dich begeistern und beglücken! Wecke
deinen Sinn für Schönheit, Kunst und Kreativität – sei es
nun in der Natur oder in den Werken der Menschen!
Schönheit öffnet dich und lässt die Heilung leicht und
mühelos geschehen.*

Schütteln

Viele Krankheiten schleichen sich dann in unser Leben,
wenn wir das Gefühl haben, dass wir überlastet sind.
Dieses Gefühl ist in vielen Fällen vollkommen berechtigt,
denn oft wird uns etwas aufgelastet und anvertraut, mit
dem wir nicht so zurechtkommen, wie wir uns dies
vielleicht wünschen. Unsere Lebenssituation mag äußerst
anstrengend oder auch unangemessen sein, und wir sind
mit zu vielen Angelegenheiten konfrontiert, die wir
eigentlich gar nicht wollen – oder zumindest ‚so' nicht
wollen. Missstände treten auf und wir sind unzufrieden
mit all dem, wie es sich für uns ergeben hat. Unser
übliches Denken und Dafürhalten sehen hier einfach
keinen geeigneten Ausweg. Eine solche Situation belastet
einen Menschen natürlich enorm. Was könnte man in
einer solchen Situation tun? Gibt es denn überhaupt eine
Lösung?

Nun, wir wünschen uns natürlich, dass sich die Situation
ändert und sich die Dinge und Angelegenheiten, die so
unangenehm für uns sind, regeln. Doch wenn dies in
näherer Zukunft sich aller Wahrscheinlichkeit nicht
ergeben wird, sind wir dennoch nicht hilflos. Auch wenn
wir im Äußeren nichts ausrichten können, heißt das noch
lange nicht, dass wir auch innerlich in dieser unguten
Situation gefangen bleiben müssen. Es geht also darum,
den inneren Druck, die innere Unzufriedenheit, die
inneren Verletzungen, Belastungen, Befürchtungen oder
was es auch sei, loszuwerden. Dies ist letztlich ein
geistiger Vorgang, doch kann unser Körper dabei ganz
vorzüglich helfen.

Eine der einfachsten und auch effektivsten Methoden hierbei ist das *Schütteln*. Wenn du willst, kannst du dich einfach hinstellen, und dich einmal kraftvoll schütteln. Stelle dir dabei vor, dass all die Widrigkeiten und Unannehmlichkeiten dabei von dir abfallen. Schüttle dich! Hab´ keine Hemmungen! Tu es einfach! Schüttle dich und wirf das Ungute von dir ab!

In der Regel ist es nicht mit einem Mal Schütteln getan. Schüttle dich also noch einmal! Schüttle dich länger! Du kannst dich fünf Minuten schütteln, ja zehn Minuten oder sogar eine ganze Stunde. Wenn es dir gefällt und du merkst, dass das Schütteln wirklich wirkt, dann kannst du dich sogar noch länger schütteln. Lass deinen ganzen Körper in Bewegung sein und wirf all den Unrat, den du aufgelastet bekommen hast, von dir ab. Mach dich innerlich frei! Auch wenn du dir am Anfang dabei vielleicht ein wenig komisch vorkommst, tu es trotzdem! Gib dem Schütteln eine Chance und lockere dich! Lass all den Unrat und die ganze Schwere und Last dir doch vom Buckel rutschen! Du trägst viel zu viel, und das drückt dich regelrecht nieder. Lass es los! Wirf all deinen Stress von dir!

Das Schütteln ist letztlich nur eine Methode des Loslassens, bei der du den Körper miteinbeziehst, doch gerade deshalb wirkt sie auch so gut. Oft haben sich die Verspannungen bereits im Körper eingenistet und manifestiert, und nun kann die Energie nicht mehr frei und unbeschwert fließen. Schüttle also deinen ganzen Körper, so, wie du spürst, dass es für dich richtig ist! Manchmal ist es gut, beim Schütteln mit den Füßen auf dem Boden zu

bleiben, doch du kannst nach einer Weile das Schütteln
auch in einen Tanz übergehen lassen, so dass deine
Bewegungen sogar eine Eleganz und Schönheit
bekommen. Nach dem Schütteln gönne dir etwas Ruhe
und Erholung. Entweder du tanzt, oder bleibst einfach
ruhig stehen oder sitzen. Lausche auf die Stille oder höre
eine Musik, die dir gefällt. Das Schütteln hat dich warm
gemacht und deine Lebenskräfte mächtig angeregt. Dein
Körpergefühl ist nun anders, doch achte einmal darauf:
Auch dein inneres Gefühl ist erheblich besser geworden.
Die inneren Spannungen und Belastungen sind aufgelöst,
und dieses neue, frische Lebensgefühl tut einfach
unglaublich wohl.

Eine etwas andere Möglichkeit, auch körperlich
loszulassen, besteht darin, einfach ein paar Mal in die Luft
zu springen und dann beim Landen auf dem Boden alles
abfallen zu lassen, was du loswerden willst. Wenn du
sauer, nervös oder einfach schlechter Laune bist, dann
springe ein paar Mal in die Luft. Das hat etwas recht
Lustiges an sich und wirkt Wunder. Probiere es aus!

In China kennt man die Übung der ‚Vertreibung der neun
Schurken'. Das ist eine ganz einfache Übung, die darin
besteht, dass du dich gut und sicher auf den Boden stellst,
und mit dem Einatmen auf die Zehenspitzen gehst. Dann
lass dich wieder auf den Boden fallen und stelle dir vor,
einer der ‚Schurken' ist von dir abgefallen wie ein
unliebsamer Parasit. Wiederhole es! Neun Mal reichen in
der Regel, denn mehr Schurken oder Krankheiten können
sich bei dir gar nicht anhaften. Lass einfach los, gib ab und
befreie dich von all den Spannungen, die dich belasten!
Das ist gar nicht so schwer.

Heilung ist ganz natürlich! – Schüttle dich und wirf all das Ungute und Krankmachende von dir ab! Befreie dich davon! Warum solltest du all den Stress ständig mit dir herumtragen? Schüttle dich und lass dein Leben ungehindert fließen!

Heilung heißt ‚Wachsen' und ‚Reifen'

Heilung ist etwas anderes als ‚Wiederherstellen' oder ‚Reparieren'. Echte Heilung bedeutet immer viel mehr. Sie ist ein schöpferischer Prozess, durch den du dich selbst verändern wirst. Du kannst nicht so bleiben, wie du bist, verstehst du? Niemand kann das. Wir alle verändern uns immer, und im Laufe eines Heilungsprozesses verändern wir uns auf eine ganz wunderbare und sehr wertvolle Weise zum Guten.

Wenn ein Mensch die Heilung bewusst zulässt und erfährt, kann er sehr viel lernen. Manch einer wird dankbarer, und manch einer wird auch etwas bescheidener. Oft verändert sich die ganze Sichtweise auf das Leben, denn uns wird bewusst, wie wertvoll unser Dasein und auch unsere Gesundheit sind. Jede Heilung ist ein Wunder, und wenn sie geschieht und gelingt, können wir gewissermaßen am eigenen Leib und im eigenen Geist erleben, wie unfassbar, großartig und herrlich dieses Wunder ist. Wir lernen, dass das Leben Kräfte besitzt, die wir vielleicht gar nicht so vermutet hätten – Kräfte, auf die wir uns verlassen können, die uns auf geradezu magische Weise zur Verfügung stehen. Es sind auch Kräfte, die wir bewusst herbeirufen und nutzen können. Bei einer Heilung ist es möglich, das Wirken dieser Kräfte zu beobachten. Das ist ein faszinierendes Geschehen, das uns sehr freudig stimmen kann – und soll. Manchmal werden wir auch etwas demütiger, wenn uns all die guten Dinge und Ereignisse bewusst werden, die uns bei einer echten Heilung widerfahren.

Innerlich werden wir gewiss *wachsen und reifen* – und das
ist nichts Geringes. Wir lernen viel über uns selbst, über
unsere Freunde, über die Ärzte, Heiler und Helfer, die uns
zur Seite stehen, über die Heilmittel und über das, was uns
wirklich hilft. Letztlich lernen wir die Güte des Lebens
besser kennen, denn im Grunde ist es das ‚größere Leben',
das uns in jedem Augenblick unserer Genesung getragen,
ermutigt und gekräftigt hat. Wir bekommen vielleicht
einen Geschmack von der Gnade, in der wir geborgen
sind. All das sind unglaublich wertvolle Erfahrungen, die
es uns ermöglichen, das Leben und unsere Existenz viel
mehr wertzuschätzen und zu lieben.

Eine Heilung ist immer ein sehr glückliches Geschehen,
bei dem uns die Güte des Lebens – oder die Güte Gottes –
mehr bewusst wird. Das verändert uns in der Tat. Unser
Vertrauen wächst. Unsere Zuversicht wird bestärkt und
unser guter Mut und überhaupt unser Geist werden
stabilisiert. Alle Erfahrungen – auch die schmerzhaften
und unangenehmen – sind sehr wertvoll, wenn wir sie in
der rechten Weise betrachten. Wir wissen jetzt, wie so
etwas ist und können daher auch andere viel besser
verstehen, die vielleicht etwas ähnlich Schwieriges gerade
durchmachen. Wir werden dann selbst zu Heilern und
Helfern, denn unser Verstehen hilft und schenkt
Vertrauen.

In gewisser Weise ist eine Heilung wie eine Neugeburt –
das Betreten einer neuen, höheren Phase unseres Seins.
Unser Verstehen und unser Fühlen sind feiner, zarter,
klarer und tiefer geworden. All dies sind unglaublich
wertvolle Eigenschaften und Qualitäten, die wir bei einer
echten Heilung erwerben können. So gesehen ist der ganze

Prozess der Genesung wie ein kleines – oder auch großes
– Abenteuer, aus dem wir gestärkt und ermutigt wieder
hervorgehen.

*Heilung ist ganz natürlich! – Sie schenkt dir viele
wertvolle Einsichten und macht dich klarer, dankbarer
und viel bewusster. Dein ganzes Leben fühlt sich nun
etwas anders an – besser und wertvoller. Du bist
gewachsen und gereift.*

Mandalas – Ein Leben aus der Mitte

Ist dir schon einmal aufgefallen, welch eine wundervolle und geradezu magische Wirkung Blumen haben können. Sie erfreuen unsere Herzen und bringen Licht und Farben in unseren Geist. Es ist nicht verwunderlich, dass wir uns oft Blumen schenken. Auf diese Weise können wir einander eine echte Freude machen und die Schwingung unseres Bewusstseins erheben. Gerade bei einem Krankenbesuch sind Blumen ganz besonders angebracht. Eine Blume erinnert uns an unsere Ganzheit, doch auch an unsere Schönheit und Vollkommenheit – und alleine dieser Impuls hat schon eine enorme Heilwirkung.

Blumen sind neben der Sonne wahrscheinlich die bekanntesten natürlichen Mandalas. Doch unsere ganze Welt hat ‚Mandalacharakter'. Von einer geheimnisvollen, schöpferischen Mitte aus entfaltet sich die Welt in ihrer unglaublichen Vielfalt, Buntheit und ihrem Formenreichtum. Mandalas sind so etwas wie Bewusstseinsfelder, in denen sich unser Leben ereignet und zum Ausdruck bringt. Der Mittelpunkt ist wie eine Eingangstüre in einen Lichtraum der Ruhe, des Friedens und der Heilung. Hier alleine ist Sicherheit und Geborgenheit zu finden, denn im ‚Zustand der Ungeschaffenheit' kann nichts zerstört werden und nichts unter Druck geraten. Hier sind wir auch immer vollkommen heil und gesund. Die christlichen Mystiker nannten diese Mitte manchmal den "Gottesfunken im Menschen". Es ist unsere wahre Natur – der Wesensgrund oder Gottesgrund, der unzerstörbar in jedem Menschen lebt und wirkt. Dieser innere Raum stellt die eigentliche,

nie versiegende Quelle aller Heilung dar. Wenn wir an
diesen Ort gelangen, erfahren wir, dass wir in Wahrheit
kerngesund sind. Unser innerstes Wesen sorgt dann selbst
für die Heilung und Neuordnung unseres Lebensmandalas,
das sich in seiner ganzen Vielfalt und Farbigkeit zum
Ausdruck bringt.

Die Heilwirkung von Mandalas ist eng mit der Meditation
verbunden. In der Meditation gehen wir zurück zu unserer
Mitte. Wir tauchen in den Kraftpunkt der Lebensenergie
ein. Dieser innere Bereich ist der Verbindungsort mit der
Lebenskraft schlechthin – mit der *"universellen Energie"*.
Aus diesem unerschöpflichen Reservoir strömt uns die
Stärke zu, die wir zur Heilwerdung so dringend nötig
haben. Im Innern unseres eigenen Wesens – in der
"Lotoskammer unseres Herzens" – öffnet sich ein Kanal
der göttlichen Heilenergie, und ein Mandala kann uns
helfen, diesen Kanal zu erschließen. Wenn uns dies
gelingt, werden wir feststellen, dass von diesem zentralen
Ort alle Heilkraft ausgeht, und wenn wir dies bewusst
zulassen oder sogar noch fördern, wird es uns auch
gelingen, die Heilenergie in uns wirken zu lassen.

Es ist also immer sehr hilfreich, den Kontakt zur eigenen
Mitte aufzunehmen – es ist eine Freude und ein herrliches
Abenteuer zugleich. Eine der einfachsten und wirksamsten
Methoden, um mit seiner eigenen Schönheit und
Unversehrtheit – doch auch mit der universalen
Kraftquelle, die uns allen zueigen ist – in Kontakt zu
kommen, besteht darin, dass man einmal ein Mandala
malt. Wer will, kann ja eine Vorlage zur Hand nehmen
und diese Vorgabe mit Farben beleben, doch noch viel
interessanter und schöner ist es, ein Mandala selbst zu

entwerfen. Das ist ganz einfach. Geh spielerisch vor wie ein Kind. Male zuerst vielleicht einen Kreis, und dann spüre einmal, wie du deinen Lebenskreis gestalten und ausfüllen willst. Das macht Freude und ist ein richtiges Fest. Lass deine Schöpferlust jubeln und blühen! Beim Malen wirst du ruhiger werden und deine Lebenskraft kann ganz natürlich fließen. Du wirst staunen, welch eine Wirkung dies hat. Aber auch das Betrachten eines bereits gemalten Mandalas – oder eines Kirchenfensters, einer Blume, eines Sternes oder eines Schmuckstückes – weckt deine Lebensfreude wieder auf. Du musst dich nur darauf einlassen und dazu bereit sein. Lass es also zu!

Heilung ist ganz natürlich! – Male ein Mandala! Betrachte eine Blüte! Spüre in dein Herz und lass die Heilung geschehen! In deinem Innersten bist du vollkommen heil und gesund.

Glücksbälle und magische Butter

Als Mensch stehen dir viele wertvolle Gaben und Talente
zur Verfügung. Eine dieser Gaben besteht darin, dass du
deinen Geist frei nutzen kannst und dir wundervolle Dinge
und Ereignisse ausdenken und vorstellen kannst. Das ist
dir natürlich bewusst, doch vielleicht ist dir noch nicht
ganz klar, dass jede Vorstellung, die du dir machst, auch
eine Wirkung auf dich hat. Deine inneren Bilder, Träume
und Gedanken lenken deine Lebensenergie und bringen
sie in eine bestimmte Schwingung, die dann einen
entsprechenden Effekt auf dich hat. Gerade bei
Heilungsprozessen ist dies von größter Bedeutung. Stelle
dir also etwas vor, das deine Heilung befördert! Lass ein
paar Bilder in dir entstehen, die sich richtig gut anfühlen!
Denke an Dinge, die gesund sind! Dabei kannst du ohne
weiteres deine Fantasie einsetzen. Tu dies also! Stelle dir
in deiner Fantasie vor, dass du vital, strahlend und
kerngesund bist. Erlaube es dir doch!

Manchmal gelingt dies nicht so einfach, weil die Situation
vielleicht dagegen spricht oder du dich von deinen Sorgen
oder Ängsten noch zu sehr beirren und gefangen nehmen
lässt. Doch dann kannst du deine Fantasie immer noch
ganz hervorragend nutzen. Wenn es dir schwer fällt, dich
als ‚kerngesund‘ zu sehen, könntest du doch versuchen,
eine Vorstellung bei dir zuzulassen, bei der zumindest
etwas Gutes geschieht. Eine kleine Erleichterung vielleicht
– eine kleine Verbesserung. Das wäre doch schon einmal
etwas. Lass deine Fantasie spielen!

Vielleicht kannst du dir vorstellen, es würde dich ein magischer, heilender Zauberwind umwehen und auch durchdringen. Er schenkt dir eine frohe Botschaft und eine köstliche, frische Energie. Alles an dir wird ermutigt und inspiriert.

Oder du stellst dir vor, dass ein heiliges und heilendes Wasser dich durchströmt und jede deiner Zellen mit Freude und Zuversicht erfüllt. Oh, wie wunderschön dies doch ist! Es fühlt sich fantastisch an und tut dir wirklich gut. Jede deiner Zellen trinkt von diesem Wasser und wird dadurch gereinigt und gestärkt.

Im alten China kam man auf die Idee, sich heilende Butter vorzustellen. Das ist ganz einfach. Wenn du eine schmerzende oder wunde Stelle in deinem Körper hast, stelle dir einfach vor, du würdest etwas von dieser magischen Zauberbutter auf deinen Körper legen. Die Butter schmilzt nach und nach und dringt in deine Zellen ein. Dort bewirkt sie regelrechte Wunder. Sie löst deine Schmerzen auf, wenn du welche hast und regeneriert das Gewebe. Die Butter besteht aus nichts anderem als Glück und Heilenergie. Probiere es ruhig einmal aus!

Auch wenn du keine Schmerzen hast, kannst du dir vorstellen, dass du dich von der magischen Butter durchdringen lässt. Setze dich aufrecht hin und lege einen richtig großen Klumpen Butter auf deinen Kopf. Die Butter schmilzt nach und nach und löst sich auf. Dabei strömt die herrliche Heilenergie zuerst in deinen Kopf ein und regeneriert dein Gehirn. Doch dabei bleibt es nicht. Nun fließt und strömt die Heilessenz tiefer und wird von jedem deiner Organe, Glieder und überhaupt von jeder

Zelle aufgenommen. Auch dein Geist wird so erneuert und
erfrischt. Erinnere dich: Es ist echte Glückskraft, die dich
hier durchdringt. Zum Schluss bist du richtig glücklich
und erfrischt. Alle Beschwerden verschwinden und du
fühlst dich sehr viel besser.

Wenn du lieber liegst, kannst du dir auch vorstellen, dass
du die Butter auf deinen Bauch legst. Dann dringt die gute
Kraft von dort aus in dich ein. Es ist Energie von höchster
Qualität, die dich entspannen lässt und dir ganz gewiss
hilft.

Manchmal ist es auch schön, zu wissen, dass man die
Glückskraft schon in sich hat – denn so ist es ja in der Tat.
Stelle dir also vor, dass du wundervolle, heilige Glücks-
und Heilkraft im Bauch – oder auch im Kopf, in der Brust
oder wo immer du sie haben möchtest – hast. Es muss
auch nicht unbedingt Butter sein. Vielleicht ist es einfach
nur Kraft und Energie. Diese Kraft strahlt sehr wohltuend
und liebevoll. Lass sie golden strahlen, wenn du dies
wünschst. Gold hat eine wunderbare Heilschwingung.
Aber alle Farben sind gut, wenn du spürst, dass sie dir gut
tun. Ein sanftes Rosa zum Beispiel hat etwas sehr
Zärtliches, und Himmelblau etwas Befreiendes an sich. In
deiner Fantasie bist du ohnedies vollkommen frei. Lass die
Heilkraft nun einfach wirken! Du musst gar nichts weiter
tun. Genieße es einfach und freue dich über dich dich
selbst!

Unser Bauch ist übrigens von Natur aus ein wichtiger
Kraft- und Glücksort in unserem Leib. Es ist sehr hilfreich
und auch sehr gesund, immer etwas Glück im Bauch zu
spüren. Vielleicht kannst du es am Anfang noch nicht sehr

stark oder gut spüren, doch ein bisschen wird es dir gewiss
gelingen. Versuche es einfach! Wenn du nun sanft, aber
doch entschlossen, in deinen Bauch hineinatmest, kannst
du dir vorstellen, du würdest in die Glücksenergie
hineinatmen und sie dadurch anregen. Sie beginnt nun zu
wachsen und wird immer kraftvoller und strahlender. Das
ist ein herrliches Gefühl! Es gibt dir Zuversicht und guten
Mut. Es ist wunderbar, zu wissen und auch wirklich zu
spüren, dass du so viel Glück in dir hast. Die
Glücksenergie wirkt immer heilend und ermutigend. Das
ist ihre Natur.

Wenn du nun spürst, dass du wirklich sehr viel Kraft in dir
hast und dein Glück dich ganz und gar erfüllt, kannst du
sogar etwas davon abgeben und verschenken. Du bist nun
eine Glücksquelle geworden, und eine Quelle liebt es, sich
zu verschenken. Du kannst es so machen: Forme in
deinem Bauch einen strahlenden "Glücksball". Er ist wie
eine kleine Sonne aus leuchtender, vibrierender Seligkeit –
sehr dicht, sehr intensiv. Diese Glückssonne kannst du nun
auf Reisen schicken zu Menschen, denen Du Glück
schenken willst. Wem möchtest du ein solch herrliches
Geschenk anbieten? Versuche es doch einmal! Versende
deine Glücksbälle wie eine magische, heilsame Post.
Schicke sie zu Menschen, denen du viel Glück wünschst.
Diese magische Post kommt sicher an. Das Glück, das du
so verschickst, wird einen segnenden und heilenden Effekt
haben. Wer immer es erhält, fühlt sich dann etwas besser
und wohler. Und weil du ja eine Glücksquelle bist, kannst
du so viele Glücksbälle formen und verschicken, wie du
willst. An Glück herrscht kein Mangel.

*Heilung ist ganz natürlich! – Göttliche Kräfte stehen dir
zur Verfügung. Lass sie wirken und deine Heilung
unterstützen!*

Das Wunder der Heilung – Inspirationen für den Weg 8

Nimm Kontakt mit deinem 'inneren Heiler' auf! Der 'innere Heiler' steht in ständiger Verbindung mit der großen Kraftquelle, aus der alle Heilenergie fließt. Er verbindet dich mit dem unermesslichen Ozean göttlichen Bewusstseins. Hier kannst du dich reinigen und erneuern. *Erkläre dich zur Heilung bereit!*

Wende dich dem Engel der Heilung zu und bitte ihn um Unterstützung! Er schenkt dir Mut und göttliche Inspiration. Deine Hoffnung wächst, und deine Zuversicht wird auf wunderbare Weise gestärkt. *Der Engel der Heilung wirkt mit nichts anderem als mit der Liebe Gottes.* Die Liebe Gottes ist die mächtigste Heilkraft, die existiert.

Jeder Augenblick bringt frischen Wind in dein Leben, und du kannst ihn für einen Neubeginn nutzen. Du kannst *jetzt* ein neues Leben beginnen. Das ist wahr! Du wirst in diesem Augenblick neu geboren und kannst dich neu ausrichten und gestalten – voller Begeisterung, Liebe und Freude.

Es gibt Vorstellungen und Gedanken, die dich krank machen können, und es gibt Vorstellungen, Ideen und Gedanken, die dich aufrichten und dir Kraft geben. *Denke positiv! Sage "Ja!" zum Leben und zu dir selbst!* Denke an Schönheit, Gesundheit und Gelingen! Denke Gedanken des Friedens, der Liebe und des Glücks. *Denke an Heilung!*

Dein Körper besitzt eine natürliche Neigung zur Gesundheit, und *dein Geist besitzt eine natürliche Neigung zur Freude.* Bejahe diese Neigungen und folge ihnen! Es ist gar nicht so schwer. *Dein Wesen besitzt eine natürliche Neigung zu Weisheit, Liebe und Glück.* Du wirst stets mit Impulsen und Botschaften versorgt, die für dich gut und gesund sind – die du brauchst.

Lass dein Herz in Dankbarkeit erblühen! Öffne dich und lass das Licht der Liebe und des Friedens aus dir strahlen! Spüre nur, wie gut und wunderbar dies ist! *Spüre, wie nun alles in dir und in deinem Umfeld wächst und gedeiht!* Deine Dankbarkeit wirkt wie Magie. Sie verzaubert deine Welt.

Wie auch immer deine Lebenssituation aussehen mag, was auch immer anliegt und dich herausfordert: *Verbinde dich mit dir selbst!* Schüttle deine Ängste und Zweifel ab und komme zurück zu dir selbst! Verschmilz mit dir! *Beende deine innere Zerrissenheit und werde eins! Das ist vollkommen natürlich und wird dich stärken und heilen.*

Der einfachste Weg, Heilung zu erfahren, besteht darin, dass du dir erlaubst zu entspannen und einfach zu sein. *Sei einfach! Atme, spüre und lass immer wieder los!* Du musst gar nichts tun. Du musst nicht dieses oder jenes sein oder werden. *Sei einfach! Öffne dich und lass die Heilkraft fließen!* Sie ist schon da und wirkt.

Wenn du einmal nicht weiterweißt, *suche Rat in der Natur.* Gehe hinaus und frage die Blumen! Setze dich still vor einen Baum oder eine Rose und frage sie, was sie an deiner Stelle tun würden – und dann lausche! – *Die*

Blumen und die Natur sprechen durch dein Herz. Lausche in dein Herz hinein! Die Natur schenkt dir Heilung und Trost.

Unterschätze nicht die Heilkraft eines Mandalas. Ein Mandala erinnert dich an deine Mitte – an dein Herz. Hier entspringt die Quelle aller Energie. Von hier geht deine Heilung aus. Besinne dich also und lasse dich spielerisch inspirieren! Vielleicht siehst du eine Blume, einen Stern oder auch ein gemaltes Mandala. Spüre nach innen! Hier bist du stark, gesund und mit dir eins.

Lass deine Meditation wie ein mächtiger Strom der Freude und der Erneuerung sein! *Tauche in diesen Strom ein! Scheue dich nicht! Gleite still, doch entschlossen hinein und fühle, wie gut es dir tut!* Du wirst ganz leicht, und der Fluss deiner Kraft kann dich mühelos aufnehmen, beschützen und tragen. Hier wirst du erfrischt, inspiriert und geheilt.

Heilsein bedeutet Ganzsein. Himmel und Erde sind vereint. Alle Aspekte deines Wesens arbeiten zusammen wie ein grandioses Team. Es herrschen Vertrauen und Freude und echte Begeisterung und Lust am Leben. *Leg die Konflikte ab und erfahre die Schönheit und das Glück deiner natürlichen ungetrennten Existenz!*

Der direkteste und einfachste Weg, ganz und gesund zu werden, ist der Glaube an dich selbst. *Wenn du dich annimmst und akzeptierst, so wie du bist, bist du von allen Zweifeln befreit.* Auf diese Weise kannst du jede Schwierigkeit überwinden. Du überspringst sie einfach oder durchbrichst sie und vergisst sie dann – denn *du glaubst an dich selbst.* Heilung geschieht, wenn du dich annimmst und so liebst, wie du bist.

Was du denkst und auch *wie* du denkst verändert dich und deine Welt. Jeder Gedanke hat seine eigene Schwingung und prägt sich deinem Leben ein. *Denke positiv! Denke liebevoll! Denke heilende Gedanken! Denke für dich und nicht gegen dich – und glaube an dein Glück!* Jede Zelle hört mit. Dein Leib und dein Geist beginnen zu tanzen und zu jubilieren.

Du kannst nicht erwarten, Schönheit und Freude zu finden, wenn du selbst nur unzufrieden und pessimistisch bist. Du kannst nicht erwarten, Liebe und Freundlichkeit zu empfangen, wenn du selbst abwertend, gierig und negativ bist. Du kannst nicht erwarten, Heilung zu erlangen, wenn du nur über deine Krankheiten klagst. – *Beginne, innerlich eine Haltung einzunehmen, die es dir ermöglicht, das zu erhalten, was du willst.*

Heilung ist einfach.
Heilung ist ganz natürlich.
Lass die Heilung geschehen!

Das innere Kind

Erinnere dich einmal daran, als du noch ein Kind warst! Wie hast du dich damals gefühlt? Wie war dein Leben? Warst du glücklich, neugierig und interessiert? Die meisten Menschen haben freudige und wunderschöne Erinnerungen an ihre Kindheit. Oft scheint es uns so, dass das Leben in der Kindheit irgendwie fröhlicher, unbeschwerter, heiterer war. Wir konnten die Dinge leichter nehmen, und der "Ernst des Lebens" war noch nicht auf uns hereingebrochen. Je älter wir werden, umso mehr Enttäuschungen, Frustrationen, Abweisungen und Niederlagen haben wir erlebt. Wir haben den Stress kennen gelernt und vielleicht haben wir dann begonnen, zu klagen und zu jammern. Viel zu oft sind wir unzufrieden und regen uns auch zu schnell über irgendetwas auf. Welch eine Energie- und Zeitverschwendung! Manchmal wurden wir entmutigt und verunsichert. All dies kann einen Menschen wirklich krank machen. Wie können wir nur aus dieser Falle wieder herauskommen?

Kinder haben die Fähigkeit, frohgemut und voller Begeisterung in die Zukunft zu blicken. Sie freuen sich gerne und wollen das Leben an jedem Tag neu entdecken und erforschen! Sie haben keine große Lust, sich ständig Sorgen zu machen und alles so schrecklich zu finden. Aus Kleinigkeiten können sie ein Abenteuer gestalten und über Dinge lachen, über die Erwachsene sich gleich aufregen oder grämen. Wäre es nicht wundervoll, diese jugendliche und kindliche Vitalität und Frische noch einmal zu spüren?

Was könnte uns helfen, dass wir am Morgen erneut mit
großer Freude und Begeisterung aus dem Bett springen
und voller Elan den neuen Tag begrüßen? Wir brauchen
etwas, das uns einen freudigen Schub und neue Kraft gibt.
Gibt es in unserem Leben noch etwas, das uns voranbringt
und inspiriert? Ja! Das gibt es in der Tat! *Dieses Kind, das
wir einmal waren, ist noch immer lebendig in uns.*
Vielleicht haben wir lange Zeit gar nicht mehr auf es
geachtet und es vernachlässigt, aber es ist noch da. Spüre
doch einmal nach! Rufe es! Suche nach ihm! Dein inneres
Kind ist voller Lebensmut und Freude und sehnt sich
danach, von dir wahrgenommen zu werden und etwas
Zuwendung von dir zu erhalten. Es ist kerngesund und
wird dir helfen. Gib ihm doch etwas Liebe, Beachtung und
Anerkennung!

Erinnere dich! Dein inneres Kind ist nach wie vor ein Teil
von dir – ein unschuldiger, liebevoller und wunderschöner
Aspekt deines Wesens. Kinder sind voller Begeisterung,
Energie und Lebensfreude. Sie lieben das Leben und sie
lieben sich selbst. Bade wie ein Lichtkind in der
prickelnden Heilquelle deiner Existenz! Freue dich an dir
selbst! Blicke durch die Augen eines Kindes und habe
wieder Mut und Vertrauen!

*Heilung ist ganz natürlich! – In dir ist Kindlichkeit,
Unschuld und Neugier. Die Lebensfreude deines inneren
Kindes muntert dich auf und schenkt dir neue Kraft.*

Schaffe Ordnung in deinem Geist!

Zuweilen kommt eine düstere oder auch nur sinnlose Stimmung in uns auf. Alles Mögliche fliegt durch unseren Geist und wir fühlen uns von uns selbst genervt oder von den vielen Bildern und Gedanken geradezu überfordert. In der Tat kann es passieren, dass wir die Opfer unseres eigenen verwirrten Geistes werden. Zumindest fühlen wir uns diesen vielen unnützen und manchmal auch beängstigenden und bedrohlichen Vorstellungen und Überlegungen zuweilen wie ausgeliefert. Das kostet Kraft, und wenn du nicht aufpasst, kann es dich sogar krank machen. Gib diesen verwirrenden Bewegungen und Bildern in deinem Geist, die dich manchmal geradezu überfallen, nicht so viel Aufmerksamkeit. Schenke ihnen keine Beachtung und kläre deinen Geist! Auch von den Medien und Nachrichtensendungen werden wir oftmals geradezu mit Schreckensszenarien bombardiert. Entziehe dem, was dich nur ablenkt und verwirrt, deine Kraft und richte dich auf das aus, was du wirklich willst und was dir hilft! Mach dir klar, was wichtig ist! Was ist wertvoll und bedeutsam für dich?

Wichtig ist, dass du gesund und glücklich bist! Ist es nicht so? Wer glücklich sein will, sollte sich *seinen Wunsch, glücklich und gesund zu sein, ganz klar bewusst machen.* Das hilft schon enorm. Wenn du dir entschieden, kraftvoll und deutlich sagst: *"Ich will gesund sein! Ich will glücklich sein! Meine Gesundheit und mein Glück sind mir total wichtig!"*, ermutigst du dich und klärst deinen Geist. Wenn du dies tust, hört dein Inneres mit und beginnt deinem Wunsch gemäß für dich zu arbeiten. Dein inneres

Wesen tut dies zwar ohnedies, doch deine bewusste Ausrichtung auf das Glück und auf Gesundheit macht alles viel leichter. *"Ich will glücklich sein! Ich will gesund sein – und das wird mir auch gelingen!"*

Schaffe auf diese Weise eine gewisse *"Ordnung" in deinem Leben*! Du wirst schnell merken, wie hilfreich dies ist. Unter den Chaoten gibt es erheblich weniger Glückliche und Gesunde, als bei Menschen, die in ihrem Leben und auch in ihrem Geist *"Klarheit"* geschaffen haben. Gib dir also etwas Mühe, dich zu klären und lass es nicht zu, dass es dir egal ist, wie du innerlich ausgerichtet bist!

Ordnung – zumindest im Geist – gehört zu einem Lebensgefühl der Leichtigkeit. Ein *klarer Geist* kann viel leichter und auch schneller Entscheidungen fällen. Eine natürliche, sinnvolle Ordnung ist allemal heilsam und hilfreich. Wenn du aus deiner Trägheit herauskommst und das Liegengebliebene und Unerledigte anpackst und aufräumst, fühlst du dich nicht mehr als Opfer, sondern als *Gestalter deines Lebens und auch deines Schicksals.* Bring deine Angelegenheiten in Ordnung!

Allerdings kann man alles auch übertreiben. Ein gewisses, ‚kreatives Chaos' kannst und solltest du durchaus zulassen, denn sonst wird alles zu steif und steril. Das würde dann keine Freude mehr machen und ist auch nicht natürlich. Das Leben ist immer eine Mischung aus Ordnung und Chaos, doch es sollte eine *‚natürliche Mischung'* sein, in der alles im *‚rechten Maß'* gelebt wird. Das sollte eigentlich klar sein, nicht wahr? Spüre also

selbst nach und richte dich so ein, dass du dich wohl
fühlst. Achte darauf!

*Heilung ist ganz natürlich! – Freue dich an der Schönheit,
Natürlichkeit und an der geheimen Ordnung deines
inneren und äußeren Seins!*

Glaube, Weisheit und Vertrauen

Als Mensch besitzt du viele außergewöhnliche Qualitäten und Talente. Dein inneres Wesen ist zu vielem fähig, das du dir im Moment noch nicht einmal vorstellen kannst. Doch du entwickelst dich ja – du entfaltest dich und findest mehr und mehr heraus, was du alles kannst und was dir möglich ist. Alle Menschen tun dies – jeder auf seine Weise. Damit es dir gelingt, musst du lernen, aufmerksam zu sein und intuitiv zu spüren, was du willst und wie du dich entwickeln willst.

Spüre in dir nach! Vertraue deinen Intuitionen! Durch deine Gefühle und Intuitionen wird dir die Weisheit und innere Kraft und Schönheit deines Wesens bewusst. Schule dich also darin! Übe dich darin, klar und unverzerrt wahrzunehmen, was wirklich gut ist für dich – was deiner Natur und deinem Wesen entspricht! Deine innere Natur ist in der Tat weise und ausgesprochen intelligent. Im Innern weißt du also, was dir helfen könnte, doch du musst lernen, an diese innere Weisheit heranzukommen beziehungsweise sie dir bewusst zu machen, und dann auch danach zu leben. Damit dir dies gelingt, solltest du dein Vertrauen in dich selbst stärken und wachsen lassen, wo immer und wie immer dir dies möglich ist. Vertraue dir selbst! Freue dich an dir selbst und glaube an dich! Glaube, dass dir die Heilung gelingen wird. Glaube fest daran! Habe Zuversicht und guten Mut!

Wenn du willst, kannst du auch an ‚Gott‘ oder an das ‚Leben‘ glauben. Du bist ja ein Kind Gottes. Du bist göttlich. Gestehe es dir doch zu! Wenn du an Gott glaubst und auf Ihn vertraust, glaubst du auch an dich und vertraust dir selbst. Im Grunde ist das gar kein Unterschied. Du hast Zugang zur göttlichen Weisheit und wirst deinen Weg finden. Das ist eigentlich ganz unvermeidbar. Doch je wacher und offener du bist, umso leichter wird es dir fallen. Gott will dich glücklich und gesund sehen – und du willst dies auch. Vertraue also darauf, dass dir dies gelingt! Habe nur Mut!

Heilung ist ganz natürlich! – Glaube an deine Heilung! Glaube an dein Glück! Vertraue darauf, dass du einen guten Weg finden wirst! Lass dich von der Weisheit und Freude deines wahren Wesens führen!

Licht in den Zellen

Dein Körper besteht aus unzählig vielen Zellen, und in
jeder dieser Zellen wirkt die Kraft des Lebens. Spüre
einmal hin! Das ist ein prickelndes, erfrischendes und
außergewöhnlich schönes Gefühl. Alles an dir ist
lebendig. Alles ist vital, faszinierend und sehr erstaunlich.
Die Wissenschaft untersucht dieses Mysterium natürlich,
doch bislang kann sie noch nicht einmal eine einzige
lebendige Zelle wirklich verstehen und erklären. Das liegt
natürlich daran, dass die Lebenskraft ein Geheimnis ist –
ein unfassbares, göttliches Mysterium. Der menschliche
Verstand ist nicht fähig, dieses Wunder vollständig zu
erfassen. Natürlich wurden bereits viele chemische und
biologische Prozesse, die sich in den Zellen ereignen,
entdeckt und untersucht. Mittlerweile weiß man schon
einiges über Nukleinsäuren, Aminosäuren, die DNA und
die RNA und natürlich auch über Proteine und Vitamine
und vieles mehr. All dieses Wissen ist gewiss sehr
hilfreich und dienlich, und dennoch ist und bleibt jede
Zelle ein wahres Wunder. Ein aufrichtiger Wissenschaftler
wird das auch sofort zugeben.

Die Zellen bauen deine Organe und Glieder auf, und die
wiederum sind die größeren Bestandteile deines Körpers.
Deine Körperprozesse laufen jedoch nicht unkontrolliert
und blind ab. Sie sind auch nicht vorherbestimmt, auch
wenn es Wahrscheinlichkeiten und Möglichkeiten gibt, die
man durchaus vorhersagen kann. Letztlich wird dein
Körper jedoch von dir – von dem Bewusstsein, das du bist
– gelenkt und geleitet. Du gibst deinen Zellen ständig
Impulse und Inspirationen – einfach durch die Art und

Weise, wie du denkst und fühlst. Deshalb ist es ja gerade so wichtig, dass du positiv, lebensbejahend und optimistisch bleibst. Deine Zellen, deine Organe und dein ganzer Körper denken und fühlen ständig mit. Dein Organismus spürt gewissermaßen, wie du innerlich eingestimmt bist. Das hat eine immense Bedeutung und Wirkung auf die Art und Weise, wie sich die Zellen und Organe dann verhalten. Im modernen Sprachgebrauch nennt man dieses Phänomen ‚psychosomatisch'.

Wenn dir das klar ist, kannst du deinen Zellen ganz gezielt geistige Impulse geben, die die Heilung und überhaupt dein Wohlbefinden fördern. Als erstes solltest du dir oft vorstellen, dass du gesund und voller Kraft bist. Wenn das von deinem momentanen Gefühlsleben jedoch zu weit entfernt ist, stelle dir zumindest vor, dass eine wunderbare Heilung und Stärkung nun auf dem Weg ist und bereits geschieht. Dir geht es besser und besser. Imaginiere, dass mit deinem Atem ein Kraftstrom in dir fließt – eine herrliche, lichthafte Energie, die jedes deiner Organe und jede deiner Zellen durchströmt und durchfließt. Ja! Das ist ein herrliches Gefühl! Nach und nach lädst du dich richtiggehend mit frischer Kraft auf und alles an dir beginnt zu strahlen und zu leuchten. Spüre nur hin! Das ist eine hervorragende Vorstellung, nicht wahr?

Manchmal ist es auch gut, sich vorzustellen, dass in jeder deiner Zellen ein magischer Funken göttlichen Lichtes leuchtet. In jeder Zelle funkelt ein winziger, wunderschöner Stern. Oh, welch ein Gefühl! Welch ein Glitzern und Leuchten! Welch ein Hochgenuss! Das Licht, das in deinen Zellen so köstlich und lebhaft glitzert und funkelt ist reine Heilenergie. Es wirkt genial zu deinem

Besten. Alle Organe, Glieder und dein ganzer Körper
erholen sich und werden regeneriert. Wenn du es
versuchst, wirst du es gewiss spüren können. Dein
Bewusstsein lenkt und gestaltet die Lebensenergie. Es
bringt deine Kraft in eine Schwingung, die dir wirklich
hilft – ganz praktisch auf der materiellen, molekularen und
atomaren Ebene. Probiere es doch aus! Es ist wunderbar
und wahrhaft staunenswert!

Vielleicht liebst du es auch, dir vorzustellen, jede deiner
Zellen wäre eine kleine Blume, die sich öffnet und ihre
Schönheit und ihre heilende Kraft verströmt. Die
Lebensenergie kann nun ungehindert in dir fließen und
wirken. Du bist eine Blumenprinzessin oder ein
Blumenprinz geworden. Ist das nicht wunderbar? Du
bestehst aus lauter wunderschönen, heilbringenden
Blumen. Du bist ein Blütenmeer – ein Kosmos voller
Blumen und Blüten.

Diese oder ähnliche Vorstellungen können dich anregen
und den Heilprozess enorm vereinfachen und stärken.
Zum anderen sind es einfach wunderschöne Bilder und
Gefühle, die du dir ohne Weiteres erlauben darfst. Gönne
sie dir doch! Selbst wenn du gesund bist, ist es eine große
Freude, sich so etwas auszudenken und vorzustellen. In
jeder deiner Zellen glitzert ein Stern oder blüht eine
Blume.

*Heilung ist ganz natürlich! – In dir ist Schönheit und
Licht. Millionen lachender Sterne funkeln in deinen
Zellen. Dein ganzer Körper ist wie ein Wunderwerk aus
blühenden und duftenden Blumen.*

Kraftorte

Immer bist du irgendwo. Das ist vollkommen klar. Achte doch einmal darauf, wie du dich dort fühlst, wo du gerade bist! Die Orte und Plätze, an denen du dich aufhältst, fühlen sich nämlich sehr unterschiedlich an. Das liegt an den Schwingungen und an der Atmosphäre, in der du dich dann befindest. Manche Orte haben eine ausgesprochen wohltuende und angenehme Wirkung auf dich. Das kannst du sofort wahrnehmen, wenn du einmal hinspürst. Andere Orte kommen dir vielleicht übel und sehr unangenehm vor. Das mag an äußeren Parametern, wie Gerüchen, Temperatur, Luftdruck oder Höhenmetern liegen. Doch manchmal ist auch die innere, für physische Messungen ‚unsichtbare' Atmosphäre bedrückend, beängstigend, entmutigend oder deprimierend. Du kannst mit deinen äußeren Sinnen wie auch mit deinen inneren Sinnen wahrnehmen, und dir so ein Urteil bilden über die Orte, die du besuchst oder an denen du dich gerade befindest.

Die Atmosphäre und Stimmung eines Ortes kann natürlich auch verändert werden, und zwar mit äußeren wie auch mit inneren Mitteln. Wenn du ein paar Blumen aufstellst, eine Kerze anzündest und eine schöne Musik abspielst, fühlt sich manch ein Ort gleich viel entspannter und beruhigender an. Innerlich kannst du einen Ort mitgestalten, indem du einen Segen in den entsprechenden Raum gibst – ein paar gute und wohlmeinende Gedanken und fröhliche Gefühle. Vielleicht sprichst du ein Gebet oder stellst dir vor, dass ein Engel den Raum betritt. Du kannst dir auch vorstellen, dass die Liebe Gottes wie ein starkes, goldenes Kraftfeld alles hier dicht erfüllt.

Manche Orte werden von vielen Menschen als heilig und heilsam angesehen – und das sind sie auch oft. Es gibt Kirchen, Tempel, heilige Höhlen oder bestimmte Orte in der Natur, die eine so wunderschöne, energetische Atmosphäre besitzen, dass sich so gut wie jeder dort sofort viel wohler fühlt. Die ‚unsichtbaren‘, ‚spirituellen‘ Schwingungen dieser Orte tun einfach gut. Wenn zum Beispiel in einem Meditationsraum oder einer Kapelle viel gebetet und meditiert wurde, dann verändert sich die Kraft und Schwingung dieses Raumes. Feinfühlige Menschen können dies wahrnehmen. Diese Kraftorte sind wunderbar aufgeladen mit hochschwingender Bewusstseinsenergie, die dann auf viele Menschen eine sehr heilsame und kräftigende Wirkung hat. Die Heilung wird beschleunigt und unterstützt.

Es ist sehr wohltuend und gesund, sich oft an Orten mit einer hohen spirituellen Schwingung aufzuhalten. Richte dir deine Wohnung so ein, dass du dich aufrichtig wohl fühlst in ihr! Gestalte sie so, wie es dir gefällt! Sie soll ein Zufluchtsort und ein Regenerationsort für dich sein – ein Ort, an dem du dich einfach sehr gerne befindest und leicht zu neuen Kräften kommst.

Manchmal kannst du jedoch nicht in deiner Wohnung sein. Auch ein anderer, äußerer Kraftort liegt gerade nicht in Reichweite. Du bist vielleicht in der Fremde und fühlst dich übermüdet, erschöpft und krank. Was kannst du tun? Nun, der wichtigste und wirksamste Kraftort, an dem du immer Zuflucht finden kannst, ist ganz nahe. *Es ist dein eigenes Herz.* Nirgendwo im ganzen Kosmos findest du einen Ort, der eine solch liebevolle und heilsame

Schwingung hat wie dein eigenes Herz. In Indien spricht
man von der *Lotoskammer deines eigenen Herzens*', die
der innersten göttlichen Schwingung deines Wesens
vollkommen entspricht. Dieser Raum ist vor allen
Störungen sicher. Hier gibt es weder Gifte noch
Unreinheiten noch sonstwelche unangenehmen Kräfte.
Nicht einmal Sorgen und Ängste können sich hier halten.
Lass dich also ein in dein eigenes Herz und ruhe dort eine
Weile! Erhole dich in dir selbst! Einen solchen Kraftort
wirst du im ganzen Universum nicht noch einmal finden –
doch wie gesagt: Er ist ja ganz nahe! Du musst dich nur
einlassen und entspannen. An diesem Ort bist du ganz und
heil. Hier geschieht Heilung mühelos und von selbst.

*Heilung ist ganz natürlich! – Finde Orte der Heilung, der
Liebe und der Kraft! Spüre in dein Herz! Hier bist du zu
Hause. Spüre, wie gut dir das tut!*

Das Wunder der Heilung – Inspirationen für den Weg 9

Heilung geschieht ganz natürlich. Sie ist zwar ein Wunder und ein großes Mysterium, doch sie ist auch vollkommen natürlich – wie das Wachsen des Grases oder das Öffnen einer Blüte. Sie geschieht einfach und folgt ihrer eigenen Weisheit und Intuition. *Wenn du Vertrauen hast und fest an sie glaubst, wird es ihr leicht fallen, sich zu vollziehen.*

Wenn du selbst glücklich bist, hilfst du auch anderen, glücklich zu sein. Du zeigst ihnen, dass es möglich ist, inmitten all der Widersprüche und Kontraste der Welt frohen Mutes zu bleiben und nicht zu verzagen. *Eine solche Haltung inspiriert die Menschen.* Für dich ist es eine herrliche Erfrischung und Erfüllung, für andere ein Segen und eine wertvolle Ermutigung.

Halte deine Probleme und Krankheiten einmal direkt in das Licht der Liebe! Halte all das Schwere und Kalte in deinem Leben in das stille, doch machtvolle Feld göttlicher Kraft! *Du wirst sofort eine gewisse Erleichterung spüren,* und wenn du etwas ausdauernd bist, werden unfassbare Wunder geschehen.

Lass los, entspanne und genieße diesen kostbaren Frieden, der tief in dir zu finden ist! Nichts stört dich hier. Alle Belastungen und Schwierigkeiten fallen von dir ab. Sie lösen sich im Kraftfeld der Ruhe und des Friedens einfach auf. Öffne dein Herz und tauche ein! *Entspanne in dir selbst! Habe Vertrauen und erfahre die Schönheit und das Heilsein deines innersten Wesens!*

Verschwende deine Lebenskraft nicht unnötig! Es ist sinnlos, sich über Dinge aufzuregen oder aufzureiben, von denen du weißt, dass du sie nicht ändern kannst. *Nutze deine Energie weise und intelligent!* Lass Liebe deine Ratgeberin sein! Wenn du aus der Liebe heraus lebst, steht dir immer genügend Kraft zur Verfügung, denn *die Liebe ist unerschöpflich.* Sie ist die größte Macht des Universums.

Schönheit ist ein wunderbarer Weg der Heilung Sie baut dich auf und schenkt dir Zuversicht und neue Kraft. Schönheit klärt deinen Geist. Sie erfrischt dich und ermutigt dich auf köstliche Weise. *Gönne dir jeden Tag ein wenig Zeit, dich mit etwas Schönem zu verbinden – mit etwas, das du als schön empfindest!* Vielleicht ist es die Kunst, vielleicht die Natur – vielleicht ist es auch die Schönheit eines liebenden Herzens.

Die Liebe ist grenzenlos und frei. Sie kennt keine Schranken und kann alle Hindernisse überwinden. Lass dich nicht von deinen Bedenken und Befürchtungen abhalten oder in die Irre führen! Entspanne und vertraue! *Es ist niemals falsch, die Liebe strahlen und fließen zu lassen. Es ist niemals falsch zu lieben!* Die Liebe wirkt immer zum Guten.

Manchmal ist einfach eine Ruhepause nötig, damit sich alles wieder richten und ordnen kann. Die Stille wirkt. Der Friede heilt. Schenke dir Zeit und Raum, damit dein Leben sich neu findet! Entspanne einfach und komme zurück zu Deiner inneren Natur! Spüre den Rhythmus und

den heilenden Fluss der Kreativität! *Erlaube dir eine
Pause!*

Übe dich in Meditation! *In der Meditation lässt du dich
nach und nach in die göttliche Heilquelle ein.* Jeder
Atemzug führt dich tiefer. Du wirst dir mehr und mehr
bewusst, wer du in deinem wahren Wesen bist. Schließlich
erkennst du, *dass du immer schon in der Hand Gottes
geborgen warst.*

*Gönne dir jeden Tag einige Zeit, um ganz bei dir zu sein.
Genieße es, Einkehr zu halten und in deine Mitte zu
kommen!* Lass den Atem ruhig und natürlich fließen und
spüre, wie schön und gesund es ist, im eigenen Lot zu sein
und deine Ganzheit einfach zuzulassen und
wahrzunehmen. Es ist herrlich und heilsam zugleich. Dein
Einssein mit dir selbst schenkt dir Sicherheit und Frieden.

*Lerne loszulassen und der Weisheit deines Lebens zu
vertrauen!* Leg doch die Lasten ab, die dich so schwer
bedrücken! *Befreie dich und fließe wieder mit im großen
Strom der Heilung und der Freude!* Dein Loslassen
erlaubt dir, unbeschwert zu atmen und dich der Schönheit
und der Liebe deiner Existenz zu öffnen. Freue dich an dir
selbst!

Heilung ist einfach.
Heilung ist ganz natürlich.
Lass die Heilung geschehen!

Meditation, Gebete und Rituale

In allen spirituellen Traditionen wird immer darauf
hingewiesen, wie wichtig es ist, den Kontakt mit dem
Göttlichen – beziehungsweise dem lebendigen Urgrund
oder der Wesensnatur – zu pflegen und zu stärken. Dies ist
nicht nur für deine spirituelle Ausrichtung und
Entwicklung von entscheidender Bedeutung, sondern auch
für deine Gesundheit – innerlich wie äußerlich. Der
‚Gottesgrund‘ beziehungsweise die ‚innere Natur‘ sind die
Grundlage und Kraftquelle für jede Heilung. Aus dieser
Urwirklichkeit leben wir, und von diesem spirituellen
Fundament werden wir auch in jedem Augenblick
getragen und unterstützt. Viele Krankheiten können nur
dann auftreten, wenn wir uns von diesem Lebensgrund
entfremdet oder abgeschnitten fühlen. Es mag
Lebenssituationen geben, die uns dermaßen vereinnahmen
oder in Beschlag nehmen, dass wir den Kontakt mit dem
Göttlichen vernachlässigen, vergessen oder einfach nicht
mehr spüren. Wir werden abgelenkt und auf Abwege
geführt. Wenn uns dies bewusst wird, sollten wir uns
sofort wieder erinnern und zu unserem Inneren
zurückkehren. Der Kontakt zu unserem Wesensgrund und
die Verbindung mit Gott – oder mit unserer Seele oder
Buddhanatur – ist essenziell. Wir sollten immer darauf
achten und unsere spirituelle Praxis nicht vernachlässigen.

Wie könnte eine solche spirituelle Praxis aussehen? Nun,
es gibt natürlich viele Wege, und jeder sollte seine eigene
Weise und Lebenspraxis finden, wie er dies für sich
erreichen kann. Die klassischen Wege sind gewiss
Meditation, Gebete und *Rituale*. Eine regelmäßige

Meditationspraxis ist absolut hilfreich, um in optimalem
Kontakt mit Gott oder dem inneren Wesen zu bleiben. Es
geht hier um einen Bewusstseinsprozess, bei dem wir im
Grunde alle Ablenkungen und Verhaftungen loslassen und
nun mit Aufmerksamkeit und Wachheit spüren, was sich
uns offenbart. Gott ist ja hier. Wir befinden uns mitten im
Himmelreich Gottes. Allerdings ist uns dies nicht immer
bewusst. Im Gottesgrund sind wir vollkommen ganz und
heil, und von hier aus geschieht auch die Neuordnung und
Heilung aller weiterer Aspekte unseres lebendigen Seins
ganz mühelos und leicht. Also einfach loslassen und
spüren!

Die Meditation wird in der Mystik zuweilen auch das
Gebet der Ruhe oder das *stille Gebet* genannt, weil wir
hier alle Gedanken und inneren Bilder loslassen, damit
sich unser inneres Wesen ganz unverstellt zeigen und
unser Bewusstsein ganz und gar erfüllen kann. Wir sind
dies ja selbst. Wir sind dann erfüllt mit uns selbst –
ungestört und ohne Hindernis oder Blockade. In unserem
reinen, lebendigen Sein sind wir gesund. Zudem ist dies
auch die schönste und wunderbarste Erfahrung, die man
sich nur denken kann.

Doch manchmal ist es gut, mit Worten zu beten. Worte
und Gedanken sind Elemente unseres Geistes, und wenn
wir die richtigen Worte und Gedanken wählen und sie
bewusst sprechen und in uns wirken lassen, richten sie
unseren Geist ganz vorzüglich auf Gott und die göttliche
Heilquelle aus. Die Macht der Worte und Gedanken wird
oft unterschätzt. Ein Gebet, das mit aufrichtiger Hingabe
und Inbrunst gesprochen wird – laut oder leise – wird
zweifellos wirken. Wir erzeugen eine Schwingung in

unserem Geist, die den Lauf der Geschichte ändern kann.
Bete also! Bete mit Gefühl! Bete mit großer Hingabe und
Kraft! Bete voller Dankbarkeit und Hoffnung! Es sind die
inneren Bewusstseinsschwingungen, die etwas bewirken.

Manchmal ist auch ein Ritual oder eine äußere Geste
hilfreich. Damit bekräftigst und verstärkst du den Prozess
der Heilung. Dein Wunsch – oder auch dein Gebet – wird
energetisiert und durch ein äußeres Zeichen unterstützt.
Rituale sind dazu da, die Kraft deines Bewusstseins zu
fördern. Sie verstärken in gewisser Weise nur das, was du
ohnedies willst und dir wünschst. Sie schaffen eine
gesunde Atmosphäre in dir und um dich herum und lenken
deine Energie. Auf diese Weise kannst du deiner Bitte
nach Heilung einen Ausdruck geben. Vielleicht zündest du
vor der Mutter Gottes eine Kerze an oder du entzündest
auf dem Altar ein Räucherstäbchen. Vielleicht willst du
auch einfach nur eine Verbeugung machen oder ein Lied
singen. Auch eine Pilgerreise kann ein Ritual sein. Spüre
selbst, was angemessen und angebracht ist – was für dich
in Ordnung ist. Letztlich wird durch ein äußeres Ritual nur
ein innerer Prozess begleitet und bestärkt.

Was immer du also tun willst, halte den Kontakt mit der
göttlichen Schwingung lebendig! Lass deine Hingabe und
dein Einssein mit dem Göttlichen strahlen! Vertraue
einfach darauf, dass die Meditation, deine Gebete und
auch die Rituale und Übungen, die du praktizierst, wirken!

*Heilung ist ganz natürlich! – Meditiere und bete! Richte
dich auf das Göttliche aus! Bring ein paar Blumen in dein
Haus, zünde eine Kerze an und sprich ein Gebet! Lass die
Heilung geschehen!*

Die Kunst des Empfangens

Es ist hilfreich, gut und wichtig, um Heilung zu bitten und sich die Heilung zu wünschen. Unser Wunsch hat eine Schwingung, die wir aussenden – und diese Schwingung wirkt. Jede unserer Zellen und jedes Organ nimmt diesen Wunsch wahr, doch auch unsere Umwelt und letztlich der ganze Kosmos hört uns zu und registriert unsere Bitte. Wenn wir kraftvoll und leidenschaftlich bitten, ist unsere Schwingung natürlich stärker. Wir haben sie aufgeladen und energetisiert. Doch mehr können wir oftmals nicht tun. Natürlich ist es sinnvoll und angebracht, die empfohlene Medizin einzunehmen und die entsprechenden Therapien durchzuführen, doch der eigentliche Heilungsprozess findet auf der Ebene der Bewusstseinsschwingungen statt.

Die innere Lebenskraft, die unseren aufrichtigen Wunsch nach Heilung wahrgenommen hat, beginnt nun, die entsprechenden Prozesse in Gang zu setzen, damit uns die gewünschten Ergebnisse zuteil werden. Unser Organismus, unsere Umwelt, unsere Freunde und letztlich der ganze Kosmos strukturieren sich in einer Weise, die der Frequenz unserer Bitte oder unseres Wunsches entspricht. Nun ist das Gewünschte zu uns auf dem Weg. Das mag sich ein wenig magisch und abenteuerlich anhören, doch spüre einmal nach, ob es nicht wirklich so ist! *„Bitte, und dir wird gegeben werden.“* Dies ist das Gesetz. Bitten müssen jedoch wir selbst. Das ist klar.

Wenn sich die Lage nun soweit geklärt hat, dass unser Wunsch erfüllt werden kann, müssen wir die Erfüllung des

Wunsches nur noch zulassen und annehmen. Das ist von
immenser Bedeutung. Wir müssen uns bereit erklären,
dass die Heilung nun auch geschieht. Wir müssen lernen,
das Gewünschte zu empfangen. Das hört sich leichter an,
als es zuweilen ist, denn oftmals sind wir nach wie vor in
einer Stimmung und Stimmungslage, die mit der Heilung
überhaupt nicht kompatibel ist. Vielleicht wäre die
Heilung sogar ganz einfach, aber wir jammern und klagen
und sind voller Unzufriedenheit und Groll. In einem
solchen Fall kann die Heilung nicht stattfinden. Wir sind
dann einfach nicht fähig, die notwendigen Prozesse
zuzulassen und das Gewünschte zu empfangen.

Stelle dir einmal vor, du hättest etwas mit der Post bestellt.
Jetzt steht der Postbote vor deiner Türe und will dir das
Gewünschte aushändigen. Wenn du nun voller Bedenken,
Sorgen oder Ängsten bist und die Annahme verweigerst,
kannst du das Gewünschte natürlich nicht empfangen.
Wenn dies klar ist und wir die Heilung wirklich wünschen,
müssen wir also lernen, die ‚*Kunst des Empfangens*‘ zu
praktizieren. Hier geht es um unsere innere Bereitschaft
und um unsere Fähigkeit, uns auf den Heilungsprozess
einzulassen.

Wir müssen lernen, unser Bewusstsein in eine
Schwingung zu bringen, die der Heilung gut entspricht.
Das bedeutet: Wir sollten lernen, uns so zu fühlen, als
wären wir schon geheilt. Das wäre gewiss am besten und
förderlichsten. Unser Vertrauen ist hier von großer Hilfe.
Wenn wir vertrauen, dass die Heilung gelingen wird –
dass es wirklich geschieht – dann kann es viel leichter
geschehen. Wenn wir einen tiefen, entspannten Glauben
an die Erfüllung unseres Wunsches haben, kann sich unser

Wunsch mühelos verwirklichen. Wenn wir jedoch ängstlich und voller Bedenken sind oder aber die Erfüllung zwanghaft herbeirufen wollen, bauen wir Spannungen auf und verhindern so einen guten Verlauf. Kannst du das verstehen? Vertraue also und glaube an dein Glück! Lass die Heilung zu! Lerne die ‚*Kunst des Empfangens*‘! Du bist bereit, würdig und hast die Heilung verdient.

Heilung ist ganz natürlich! – Entspanne und erlaube dir all das Gute und Heilsame, das für dich bereitsteht. Habe keine Angst! Erlaube dir das, was du wirklich willst! Heilung ist einfach. Lass die Heilung geschehen!

Gnade

Es gibt Situationen, in denen du dich vollkommen hilflos und verloren fühlst. Die ganze Situation scheint hoffnungslos zu sein und nichts kann dir mehr helfen – so denkst du vielleicht. Doch eine solche Lage ist gar nicht möglich. Verliere nicht deine Zuversicht und deinen Glauben! Wenn du an das Leben oder an Gott glaubst, hast du einen gewissen Vorteil – und wenn dein Glaube stark und tief ist, ist es natürlich noch viel besser. Wahrscheinlich hast du schon einmal davon gehört, dass Gott überall gegenwärtig ist. In der Theologie spricht man von der Allgegenwart Gottes – von der Omnipräsenz Gottes. Gott ist jetzt hier – in gerade diesem Augenblick! Gott ist niemals weit entfernt, so dass du ihn nur an einem spirituellen Ort oder zu einer bestimmten Zeit treffen kannst. Du kannst dich hier-und-jetzt auf ihn einlassen. Begegne ihm also! Sage: *„Hallo! Ich freue mich, dass Du da bist! Vielen Dank!"*

Wenn du wach und offen bist und ein wenig hinspürst, kannst du seine Gegenwart auch spüren. Wenn du wirklich bereit bist, gelingt dir dies. Probiere es aus! Spüre einmal! Spüre hinein in die Gegenwart Gottes! Lass dich nicht ablenken oder blockieren. Gott liebt dich und er will dir helfen. Diese allgegenwärtige, immerwährende Liebe Gottes wird manchmal als ‚Gnade' bezeichnet. Gott ist wirklich sehr gnädig. Ja, er ist sogar unendlich gnädig, und du kannst aus seiner Gnade gar nicht herausfallen, denn seine Liebe ist bedingungslos und allumfassend. Ob du es nun merkst oder nicht: *Du lebst mitten in der Gnade Gottes.*

Wenn du dies akzeptierst, wird es dir enorm helfen – nicht nur bei deiner Heilung. Die Gnade Gottes ist eine solch köstliche, heilsame und tröstende Kraft, dass sie dich zuversichtlich stimmt und dein Gemüt erhellen und befriedigen kann. Sie ist gewiss mehr wert als Gold und alles andere auf der Welt. Sie kann Wunder wirken. Stimme dich also auf die Gnade ein, denn nur wenn du auf den Strom der Gnade und auf die göttliche Schwingung der Liebe eingestimmt bist, kannst du sie auch spüren. Nun kann sie optimal in dir und deinem Leben wirken. Stimme dich also ein und bringe dich in Einklang mit diesem Wunder. Du lebst mitten in der Gnade, selbst wenn du dies gar nicht glaubst oder für möglich hältst. Gott lässt dich nie im Stich. Sei also bereit, die Liebe Gottes in dir wirken zu lassen!

Heilung ist ganz natürlich! – Du lebst mitten in der Gnade und kannst aus dem göttlichen Gnadenstrom nicht herausfallen – in keinem Augenblick. Die Gnade Gottes wirkt. Sie ist allumfassend und vollkommen bedingungslos.

Verzeihen und entspannen

Oftmals belastet uns noch etwas. Fast jeder trägt einige
unerledigte Dinge und Angelegenheiten mit sich herum,
und die machen ihm das Leben schwer. Manches ärgert
uns vielleicht, und so einiges bringt uns in eine zornige
oder zumindest unzufriedene Stimmung. All dies kann
nicht nur den Heilungsprozess blockieren oder verzögern,
es macht uns manchmal sogar krank. Doch was kannst du
in einer solchen Situation tun? Wie wirst du mit all diesen
Belastungen und Ungerechtigkeiten fertig? Was könnte dir
hier helfen? Nun, du musst lernen loszulassen. Gib deine
Schwierigkeiten ab und verzeihe! Sei nicht nachtragend
und vorwurfsvoll. Wenn du sehr nachtragend bist, hast du
im Laufe der Zeit eine riesige Last zu schleppen. Das
erdrückt dich geradezu. Es macht dein Leben nicht leichter
– im Gegenteil. Es lässt dich zusammenbrechen. Gib all
dies, was dich belastet, also ab! Ärgere dich nicht länger!
Löse deinen Widerstand auf und werde wieder frei und
leicht!

Vielleicht ist dir in der Vergangenheit übel mitgespielt
worden. Vielleicht wurdest du ungerecht behandelt.
Vielleicht war man gemein zu dir und hat dich betrogen.
Was es auch sei, wenn du nun innerlich damit belastet bist
und dich als ein Opfer von irgendetwas fühlst, hast du
dadurch einen klaren Nachteil. Erkenne es doch: Das alles
ist es nicht wert. Vergib! Lass los! Verzeihe! Du
behinderst nur dich selbst, wenn du all diese negativen
Ereignisse weiterhin mit dir herumträgst und mit Groll,
Zorn, Wut oder Verzweiflung, Niedergeschlagenheit und
Depression darauf reagierst. Entspanne und befreie dich!

Verzeihe! Söhne dich mit deiner Vergangenheit aus!
Söhne dich mit deiner Familie aus! Söhne dich mit deinen
Mitmenschen aus! Söhne dich mit deiner Umwelt aus!
Lass all dies los und gib es in den Wind! Du bist ein freier,
glücklicher Mensch, und dein Ärger und dein Zorn
vermiesen dir nur den Tag. Lass all das Schwere los und
lass das Leben in dir fließen! Du kannst dies. Es wird dir
gewiss gelingen. Tu es dir zuliebe und gib anderen
Menschen oder Angelegenheiten nicht die Macht, dich so
sehr zu bedrängen oder zu erniedrigen. Lass los und liebe!
Liebe dein Leben und dich selbst!

*Heilung ist ganz natürlich! – Lass los und trage deinen
Unmut nicht länger mit dir herum! Verzeihe und söhne
dich mit allem, das dich belastet, aus! Lass die Heilung
geschehen!*

Ernährung

Dir ist bestimmt bewusst, dass deine Ernährung einen wesentlichen Einfluss auf dein Leben und dein Wohlbefinden hat. Vielleicht kennst du den Spruch: *„Du bist, was du isst."* Das ist sicherlich nicht ganz korrekt, doch ein wenig Wahrheit wird hier schon gesagt. Auch Ärzte und Mediziner wissen dies natürlich, und im Grunde ist es doch jedem, der einmal darauf achtet, klar. Was immer wir essen und trinken hat einen Effekt auf unsere Verfasstheit. Das liegt daran, dass jede Nahrung eine bestimmte energetische Schwingung besitzt, und diese Schwingung wird beim Essen und Trinken von uns aufgenommen. Wenn die Schwingung zu uns passt und uns stärkt und belebt, ist es eine gute und gesunde Nahrung. Wenn jedoch Giftstoffe oder belastende Elemente und Energien durch die Nahrung aufgenommen werden, dann ist dies eher ungesund für uns und belastet uns natürlich. In vielen Lebensmitteln ist sowohl etwas Gutes und Förderliches enthalten wie auch etwas Belastendes und Hinderliches. In der Regel kommt es auf das rechte Maß an. Ein wenig Schmutz oder Unreinheit macht uns normalerweise nichts aus. Wir kommen damit zurecht. Doch wenn es zu viel ist, dann ist die Nahrung verdorben oder faul, und wir sollten sie nicht zu uns nehmen.

Die Menschen sind unterschiedlich – sowohl in ihrem Charakter und ihrer Konstitution wie auch in ihrem momentanen Zustand. Daher kann man keine ein-für-alle-mal gültigen Ratschläge und Empfehlungen geben. Wenn du jedoch wach bist und du dir die Zeit nimmst, einmal etwas hinzuspüren, ob dir das, was du zu dir nimmst, auch gut bekommen wird, wirst du bestimmt das Richtige für dich finden. Ganz allgemein könnte man vielleicht sagen, dass organisch gewachsene Lebensmittel gesünder sind als solche, die mit zu viel Chemie und Insektiziden angebaut wurden. Auch sind die natürlichen Lebensmittel gewiss gesünder als genmanipulierte und künstlich veränderte. Wenn ein Gärtner oder Landwirt, und später auch die Köchin oder der Koch die Lebensmittel mit Liebe und Sorgfalt produzieren und zubereiten, wird deine Nahrung ebenfalls eine höhere und bekömmlichere Schwingung besitzen. Achte also darauf und iss nur das, was dir gut tut!

Wir nehmen jedoch nicht nur physische Nahrung zu uns. Auch was wir geistig konsumieren, ist von großer Bedeutung. Welche Informationen willst du aufnehmen und in dir wirken lassen. Welche Gedanken und Ideen stärken und fördern dein Wohlbefinden, und welche schwächen oder verwirren dich nur? Achte auch darauf! Welche Art von Nahrung – physisch oder geistig – fördert deine Heilung? Vertraue deiner Intuition! Nimm nicht wahllos etwas zu dir, nur weil es dir gerade dargeboten wird! Vieles ist wirklich ungesund und verhindert und blockiert nur den Heilungsprozess. Manches macht dich sogar krank. Bitte, sei hier wach! Du bist weise und kannst selbst spüren, was gut für dich ist und was nicht

Heilung ist ganz natürlich! – Achte auf deine Nahrung und
auf alles, was du zu dir nimmst und in dir wirken lässt!
Gib unguten und falschen Dingen keinen Raum in dir!
Deine Nahrung ist wichtig. Achte auf ihre Qualität!

Bewegung, Yoga, Qigong

Jede Heilung ist ein Vorgang, ein lebendiges Geschehen, ein Prozess. Heilung ist immer eine Bewegung, denn das Leben bewegt sich, ohne aufzuhören. Es steht nicht still. Wenn dir dies bewusst ist, kannst du die Heilung ganz wunderbar durch gezielte Bewegungen unterstützen. Nutze diese Tatsache und finde für dich selbst die Art von Bewegungen, die dir guttun und dich in deiner Entwicklung unterstützen! Manchmal ist es einfach gut, sich einmal zu strecken oder ein paar Schritte zu gehen. Vielleicht willst du jedoch auch einen Spaziergang machen oder etwas joggen. Durch deine Bewegungen kommt deine Lebensenergie in Fluss, und das tut einfach gut. Achte jedoch darauf, dass keine Hektik oder Hast eintritt. Umgekehrt soll es auch nicht zu träge und schleppend sein. Spüre nach, was für dich angemessen ist und was du gerade benötigst. Vielleicht gefällt dir eine bestimmte Sportart, die dich anregt und dir guttut. Dann praktiziere sie natürlich!

Die Menschheit hat im Laufe ihrer Entfaltung viele ‚Künste der Bewegung‘ entwickelt, von denen manche deine Lebensenergie ganz gezielt in eine höhere Schwingung und Harmonie bringen können. Sie haben eine spirituelle Wirkung und unterstützen den Heilungs- und Entwicklungsprozess auf wunderbare Weise. Bei allem geht es um deine Aufmerksamkeit und Bewusstheit. Spüre also hin! Nutze die Erfahrungen, die die Menschen schon gemacht haben und finde und praktiziere einen Weg, der dir entspricht! Yoga, Qigong, Tanzen und vieles andere steht uns allen zur Verfügung. Manche

Bewegungsübungen haben eine ganz spezielle und konkrete Wirkung, die du gerade gut brauchen kannst. Zudem sind diese Künste oftmals sehr ästhetisch, elegant und einfach schön. Es macht große Freude, sie zu praktizieren. Du wirst gewiss etwas Passendes für dich finden, doch überfordere dich nicht! Es soll dir gut tun, sonst hat es keinen Sinn. Das ist klar.

Heilung ist ganz natürlich! – Heilung ist eine Bewegung zum Guten und zum Besseren. Bewege dich in einer Weise und in eine Richtung, die dir wohl tut und die du magst. Lass die Heilung geschehen!

Möge die Kraft der Heilung
ungehindert in dir wirken!
Möge das Licht der Liebe
dich erleuchten!
Möge die Güte des göttlichen Seins
in dir blühen und strahlen!
Mögest du zutiefst erkennen,
wer du in Wahrheit bist!

Vertraue in Gott!
Vertraue in die Existenz!
Vertraue dem Leben!
Vertraue der Natur!
Vertraue auch deiner eigenen Natur!
Vertraue in die Liebe!
Vertraue deinem Glück!
Vertraue dir selbst!
Vertraue, dass die Heilung gelingt!
Habe Vertrauen!

* * *

Von **Jochen Niemuth** außerdem erhältlich:

Das Auge der Erleuchtung (Vorträge zum Weg 1)
ISBN-Nr. : 3-9808818-2-2 ; Karlstadt 2003
Der Weg der Freiheit (Vorträge zum Weg 2)
ISBN-Nr. : 3-9808818-5-7 ; Karlstadt, 2004
Der Geist der Stille (Vorträge zum Weg 3)
ISBN-Nr. : 3-9808818-9-X ; Karlstadt, 2004
Alles Leben ist heilig (Vorträge zum Weg 4)
ISBN-Nr. : 3-9810661-3-8 ; Karlstadt, 2006
Der Mut zum Leben (Vorträge zum Weg)
ISBN-Nr.: 978-3-89754-806-0; Dettelbach, 2009
Das Leben ist gut (Vorträge zum Weg)
ISBN-Nr. 978-3-943464-02--3; Karlstadt 2012
Das Mandala der Liebe
ISBN-Nr.: 3-9808818-7-3 ; Karlstadt, 2004
Lichtraum
ISBN-Nr.: 3-9810661-6-2 ; Karlstadt, 2007
Sei einfach glücklich
ISBN-Nr.: 3-9810661-9-7 ; Karlstadt, 2007
Sei frei und voller Liebe
ISBN-Nr.: 978-3-9812392-3-2 ; Karlstadt, 2008
Sei heiter und gelassen
ISBN-Nr.: 978-3-89754-807-7; Dettelbach, 2009
In meiner Welt
ISBN-Nr.: 978-3-89754-810-7 ; Dettelbach, 2010
Feiere dein Leben!
ISBN-Nr.: 978-3-89754-811-4 ; Dettelbach 2010
Habe Mut und Vertrauen!
ISBN-Nr.: 978-3-89754-814-5 ; Dettelbach 2011
Weil ich dich liebe!
ISBN-Nr.: 978-3-943464-01-6; Karlstadt 2012

Wie du die Welt erschaffst
ISBN-Nr.: 978-3-89754-815-2 ; Dettelbach 2012
Finde deinen eigenen Weg!
ISBN-Nr.: 978-3-89754-812-1 ; Dettelbach 2012
Ich liebe Deine Liebe
ISBN-Nr. 978-3-943464-05-4 ; Karlstadt 2013
Glaube an dein Glück!
ISBN-Nr. 978-3-89754-819-0 ; Dettelbach 2013
Sei dankbar und voller Staunen!
ISBN-Nr.: 978-3-89754-816-9 ; Dettelbach 2013
Erkenne deine Kraft!
ISBN-Nr.: 978-3-89754-823-7 ; Dettelbach 2016
Sei schöpferisch und lebe dein eigenes Leben
ISBN-Nr.: 978-3-89754-825-1 ; Dettelbach 2017
Das Leben sagt „Ja!"
ISBN-Nr.: 978-3-89754-828-2 ; Dettelbach 2018
Vertraue dir selbst!
ISBN-Nr. 978-3-943464-15-3 ; Karlstadt 2019
Glückliche Träume
ISBN-Nr. 978-3-943464-12-2 ; Karlstadt 2020
Die Seele spricht (Botschaften der Seele 1)
ISBN-Nr. 978-3-943464-03-0, Karlstadt 2012
Die Weisheit der Seele (Botschaften der Seele 2)
– Amazon Taschenbuch ; Karlstadt 2018
Das Licht der Seele (Botschaften der Seele 3)
– Amazon Taschenbuch ; Karlstadt 2019
Das Wunder der Seele (Botschaften der Seele 4)
– Amazon Taschenbuch ; Karlstadt 2019
Die Wahrheit der Seele (Botschaften der Seele 5)
– Amazon Taschenbuch ; Karlstadt 2019
Die Freude der Seele (Botschaften der Seele 6)
– Amazon Taschenbuch ; Karlstadt 2019

Das Geheimnis der Seele (Botschaften der
Seele 7) – Amazon Taschenbuch ; Karlstadt 2020
Die Liebe der Seele (Botschaften der Seele 8)
– Amazon Taschenbuch ; Karlstadt 2021
Jahrestraum – Mit Poesie durch das Jahr 1
– Amazon Taschenbuch ; Karlstadt 2014
Glückliche Tage – Glückliche Nächte – Mit Poesie
durch das Jahr 2 – Amazon Tb. ; Karlstadt 2014
Worte wie Träume und Licht – Mit Poesie durch das
Jahr 3 – Amazon Tb. ; Karlstadt 2016
Eine Welt voller Wunder – Mit Poesie durch das Jahr 4
– Amazon Taschenbuch ; Karlstadt 2018
Tage aus Zauber und Magie – Mit Poesie durch das
Jahr 5 – Amazon Taschenbuch ; Karlstadt 2018
Glückliche Sterne – Mit Poesie durch das Jahr 6
– Amazon Taschenbuch ; Karlstadt 2019
Ein Herz voller Licht und Träume – Mit Poesie durch
das Jahr 7 – Amazon Tb. ; Karlstadt 2019
Liebe ist der Weg – Mit Poesie durch das Jahr 8
– Amazon Tb. ; Karlstadt 2019
Ein Augenblick des Lichtes – Mit Poesie durch das
Jahr 9 – Amazon Tb. ; Karlstadt 2019
Goldene Gedanken – Mit Poesie durch das Jahr 10 –
Amazon Tb. ; Karlstadt 2020
Frei und voller Liebe – Mit Poesie durch das Jahr 11
– Amazon Tb. ; Karlstadt 2020
In der Stille – Mit Poesie durch das Jahr 12
– Amazon Tb. ; Karlstadt 2021
Das Leben – ein Fest!
– Amazon Taschenbuch ; Karlstadt 2019
Erfüllung und Freude
– Amazon Taschenbuch ; Karlstadt 2021

Der Segen Deiner Liebe – Texte der Liebe und des Vertrauens 1 - Amazon Tb. ; Karlstadt 2019
Die Weisheit Deiner Liebe – Texte der Liebe und des Vertrauens 2 - Amazon Tb. ; Karlstadt 2019
Das Licht Deiner Liebe – Texte der Liebe und des Vertrauens 3 - Amazon Tb. ; Karlstadt 2019
Das Geheimnis Deiner Liebe – Texte der Liebe und des Vertrauens 4 - Amazon Tb. ; Karlstadt 2019
Das Glück Deiner Liebe – Texte der Liebe und des Vertrauens 5 - Amazon Tb. ; Karlstadt 2019
Das Wunder Deiner Liebe – Texte der Liebe und des Vertrauens 6 - Amazon Tb. ; Karlstadt 2019

Botschaften des Glücks (Leitfaden + Mandala-Kartenset) ISBN-Nr.: 978-3-89754-809-1
Botschaften der Liebe (Leitfaden + Mandala-Kartenset) ISBN-Nr.: 978-3-89754-817-6
Botschaften des Lichts (Leitfaden + Mandala-Kartenset) ISBN-Nr.: 978-3-89754-822-0
Botschaften des Herzens (Mandala-Kartenset)
Botschaften der Freude (Mandala-Kartenset)
Botschaften des Friedens (Kartenset)
Botschaften der Weisheit (Kartenset)
Mandalabotschaften – Weisheiten aus der Mitte (Mandala-Kartenset)
Zuversicht und Kraft (Mandala-Kartenset)
Botschaften der Heilung (Mandala-Kartenset)
Voller Liebe – Blütenmandalas und Inspirationen des Herzens (Kartenset)

Jeder Tag ein guter Tag – Impulse und

Inspirationen – Teil 1 – Amazon Tb. ; Karlstadt 2020
Das Glück will bei dir sein – Impulse und
Inspirationen – Teil 2 – Amazon Tb. ; Karlstadt 2021
Guter Mut und neues Glück – Impulse und
Inspirationen – Teil 3 – Amazon Tb. ; Karlstadt 2021

**Dhyan Manik / Jochen Niemuth – SUMARI
Band 1-24** – Amazon Tb. ; Karlstadt 2016-2020

*

Bestellungen:
per E-Mail: info@mandala-zen. de
Im Online-Shop: *www.mandala-zen.de*
telefonisch: 09353-6703
oder direkt im:
**Zentrum für Meditation und Kreativität in
Karlstadt "Zendo am Saupurzel"**

Dr. Jochen Niemuth
Eußenheimer Str. 23 - D-97753 Karlstadt
Telefon: 09353-6703 - Internet: *www.mandala-zen.de*
E-Mail: *info@mandala-zen.de*

Kurse zum Thema Zen, Mandala, Meditation und
Bewusstseinsbildung unter der Leitung von Dr. Jochen
Niemuth werden im Zentrum für Meditation und
Kreativität - "Zendo am Saupurzel" angeboten